치
매
의
벽

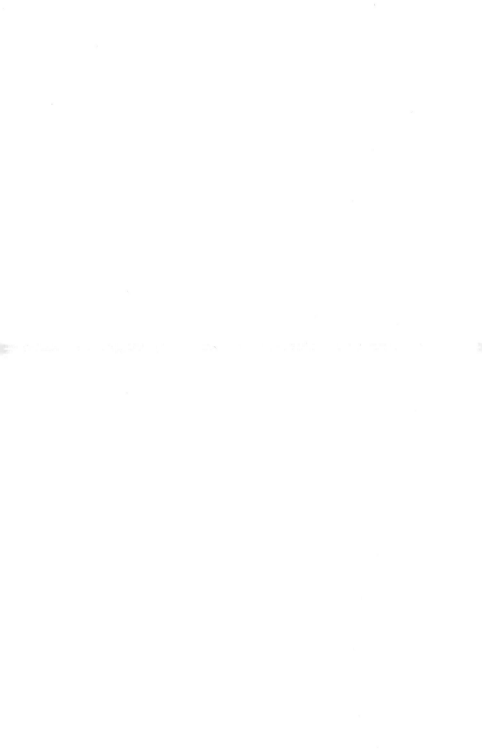

치매는 우리의 뇌가 선사하는 최후의 선물

치매의 벽

와다 히데키

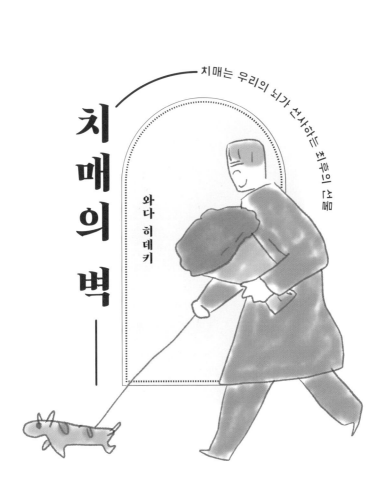

지상사 Jisangsa

'치매 ─ 뇌의 노화'로부터
삶의 질을 지키기 위해
서문에 갈음하며

오랜 시간 고령자 정신 의료에 종사해 왔습니다만 솔직히 이렇게까지 환자 수가 증가할 거라고는 예상하지 못했습니다. 일본의 치매 환자 수가 마침내 1,000만 명대 진입을 눈앞에 두고 있습니다.

후생노동성의 치매 환자 수 추세 예측에 따르면 '단카이 세대(團塊世代 : 1947년에서 1949년 사이에 태어난 일본의 베이비붐 세대)'가 모두 75세를 넘는 **2025년에 치매 환자는 730만 명에 이를 전망**이고 '경도 인지 장애(MCI; Mild cognitive impairment)'를 포함하면 1,000만 명을 넘어설 것이 확실시되고 있습니다. 참고로 '경도 인지 장애'의 60%는 3년 이내에 치매가 됩니다.

치매와 마찬가지로 고령자 '뇌'에 큰 적이라 할 수 있는 '노인성 우울증' 환자도 우울 증상을 가진 사람을 포함해 300만

명은 된다고 필자는 보고 있습니다. 고령 인구가 3,640만 명 (2021년 기준) 이니 상당히 많은 고령자가 두 질병 중 하나 또는 둘 모두에 시달리고 있다고 하겠습니다.

따라서 70대 이후의 '삶의 질'은 이 두 질병을 어떻게 막고 어떻게 극복해 나갈 것인지에 달려 있다고 보는데요. 이들의 발생을 막아서 '뇌의 건강'을 지키는 것이 '80세의 벽'을 잘 넘길 수 있는 핵심이라 해도 과언이 아닙니다.

하지만 '치매'는 아쉽게도 현대 의학으로써는 완전히 예방하거나 치료할 수는 없습니다. 다만 "이렇게 하면 어느 정도 예방할 수 있다" 또는 "진행을 늦출 수 있다"라는 방법들은 꽤 알려져 있습니다. 그에 비해 '노인성 우울증'은 비교적 대처하기가 쉬운데요. 현재의 의료 지식에 입각해서 생활 습관 등을 개선하면 상당 수준 예방과 치료가 가능합니다.

한편 굳이 이런 '병명'들을 붙이지 않아도 고령자의 뇌는 **매일매일 위축되고 쇠퇴해**갑니다. 이렇게 나이 때문에 쇠퇴하는 것 역시 생활 습관을 개선함으로써 진행을 막을 수가 있습니다. 뇌는 인간의 장기들 가운데서도 튼튼한 편에 속해 매일매일 제대로 쓰고 유지만 잘하면 쉽게 쇠퇴하지 않기 때문입니다. 그래서 뇌의 노화에 가장 좋은 약은 다름 아닌 '살고 싶은 대로 즐겁게 사는 것'입니다. 이것이 치매의 진행을 늦춰준다고 역학적으로도 확인되고 있습니다.

남은 인생에 '오늘보다 젊은 날'은 없습니다. 늘었다고 아무것도 하지 않을 것이 아니라 지금 할 수 있는 것을 계속하고 또 시작하며, 즐기는 것이 내 수명을 연장시킵니다.

그래서 이 책에서는 '80세의 벽'의 핵심 부분을 극복하기 위해 '치매'와 '노인성 우울증'에 관한 지식(증상 치료법, 예방법 등)을 소개하고자 합니다. 앞서 출간된《80세의 벽》이 몸과 뇌 전체적인 건강 수명을 연장하는 것에 관한 책이었다면, 이 책은 '뇌'를 주제로 건강 수명을 늘릴 수 있는 지식을 소개하는 책이라고 하겠습니다. '치매와 노인성 우울증의 벽'을 잘 넘겨 최후의 순간까지 행복하고 밝은 노후를 보내는데, 이 책이 조금이나마 도움이 되었으면 합니다.

와다 히데키

치매 환자 가족들의
간병 고통을 완화시킬 수 있는 방법들

치매에 대한 두려움은 누구에게나 있지 않을까요? 의사인 저도 마찬가지입니다만 혹시 그런 두려움이 없는 분들을 위해 참고로 말씀드리면 일본에서 85세 이상 고령 사망자들을 부검했더니 거의 모든 사람의 뇌에서 치매 원인 물질인 아밀로이드-β 단백질의 침착을 볼 수 있었다고 합니다.

평균 수명이 90세가 될 날도 얼마 남지 않았는데, 치매가 될 위험이 높으니 "설마 내가?"라며 피해 가기는 그리 쉽지 않아 보입니다. 물론 아밀로이드-β가 침착되어도 치매가 발생하지 않고 100세 이상 사는 사람들도 있어서 최근에는 유전체, 줄기세포, 항체신약, 광(光)요법 등 치료제 개발을 위한 첨단 연구들이 활발하지만, 아직 뚜렷한 성과는 없습니다.

이런 상황에서 저자는 치매에 걸린다고 해서 그 사람이 불행해지거나 인생이 끝나는 것이 아니라고 역설합니다. 오히려 '치매는 인생의 최후 단계에서 우리의 뇌가 주는 마지막 선물'이라고까지 합니다.

그러면서 치매 환자 가족들의 간병 고통을 완화시킬 수 있는 방법들과 환자의 증상 악화를 줄여 줄 수 있는 다양한 힌트들, 그리고 치매에 대한 여러 의학적 지식을 알기 쉽게 정리하여 독자들이 치매에 대한 오해를 풀 수 있도록 도와주고 있습니다.

번역을 끝내면서 치매의 시작과 끝이 이렇다면 더 이상 막연한 두려움은 갖지 않아도 되겠다는 생각을 해봅니다. 다만 '경도 인지 장애(MCI)'를 최대한 빨리 발견해서 인생의 마지막 여정을 위한 사전 준비를 잘해 두어야겠습니다.

아무쪼록 치매 간병에 힘들어 하시는 모든 분들과 특히 이제 막 '경도 인지 장애'에 접어든 분들에게 이 책이 작은 힘이 될 수 있기를 바랍니다.

감사합니다. 김광우 님

허영주

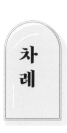

차례

제1장 | '치매'라는 병을 오해하고 있지는 않는가?
—— 인생 끝났다는 불안과 두려움을 없애자

제 2 장 │ '노부모가 좀 이상해!'라고 느꼈을 때 주의 사항
—— 자식까지 쓰러지는 건 피해야 한다

제3장 치매보다도 두려운 것은 노인성 우울증
—— 마음의 암으로부터 소중한 생명을 지키기 위해서는

제4장 '뇌의 건강 수명'을 늘려주는 사고방식과 생활 방법
—— 60세가 넘으면 내 맘대로 살고 싶다

제 1 장

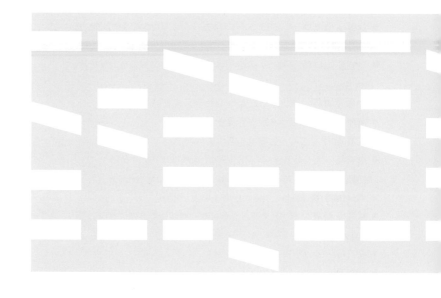

‘치매’라는
병을 오해하고
있지는
않는가?

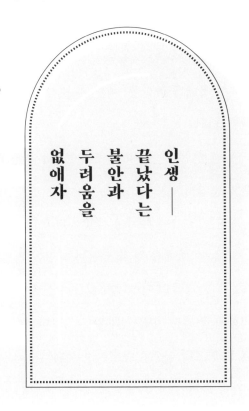

인생——
끝났다는
불안과
두려움을
없애자

우선 '오해'부터
풀어보자

잘 알려져 있는 질병이지만 치매만큼 오해를 많이 받는 질병도 없습니다.

우선 치매를 둘러싼 '세 가지 오해'를 푸는 것부터 시작해보겠습니다.

'첫 번째 오해'는 **"치매는 진행이 매우 빠른 병이다"**라는 잘못된 믿음입니다.

치매는 "1~2년 사이에 심해져 가족 얼굴도 못 알아보게 된다"라는 이미지를 가지고 있는 사람이 많습니다. 이는 아마 영화나 드라마의 영향이지 않을까 싶습니다. 즉, 영화 등에서 치매를 주제로 하려면 내용을 드라마틱하게 전개시켜야 하니 종종 그런 식으로 스토리가 전개되는데요.

가령 와타나베 켄(渡辺謙) 주연의 〈내일의 기억(明日の記憶)〉이나 일본에서도 히트한 한국 영화 〈내 머릿속의 지우개〉의 주인공들 모두 단시간에 치매 증상이 진행되고, 주인

공 나이도 각각 49세, 27세로 젊은 치매 환자를 주제로 하고 있습니다.

사실 젊을 때 발생한 치매 환자 대다수는 그 진행이 빠르긴 합니다만 65세 이상 노인성 치매(지금은 65세도 젊어서 현실적으로는 80세 이상)의 경우는 드라마처럼 '극적'으로 진행하지 않습니다.

'젊은 사람'의 치매와 '노인성' 치매는 전문의가 봐도 전혀 다른 병으로 생각할 정도로 진행 속도가 틀립니다.

대부분의 노인성 치매는 **발생 후 서서히 진행**되며—개인차가 큰 병이라 물론 빠른 경우도 있습니다만—평균적으로는 10년 정도 걸쳐서 진행된 후 임종을 맞이하게 됩니다.

사실 성인의 뇌는 치매 증상이 발생하기 훨씬 전인 30대에 위축이 시작되고 40대에 가서는 인지 기능 저하와 나쁜 단백질이 뇌에 축적되기 시작합니다.

치매 환자의 60%를 차지하는 알츠하이머형 치매의 경우 그 원인 물질인 아밀로이드 베타(β)라는 단백질의 축적이, 증상 발생 20년 전에 이미 시작된 케이스가 많은 것으로 확인되고 있습니다.

즉, 알츠하이머병의 임상적 진단을 70대에 받았다면 병리학적 발생 (아밀로이드 베타(β)의 축적 시작)은 이미 50대에 시작된 것이고 이후 20년 동안 건강한 상태에서 경도 인지 장애를 거쳐 치매로 다가가게 됩니다.

이처럼 노인성 치매는 아주 오래 지속되는 병인데요. 알츠하이머형 치매의 경우 병리학적 발생에서 숨을 거둘 때까지 30년이 걸린 경우도 많습니다.

물론 그 사이에 환자 본인이나 가족 그리고 의사들이 손쓸 수 있는 방법은 여러 가지 있습니다. 치매 진단을 받았다고 해서 "이제 인생 끝났다"라고 생각하는 사람들이 많은데, 그것은 큰 오해입니다.

난폭해지고 소리 지르는 질병이 아니라
얌전해지는 질병이다

치매에 대한 '두 번째 오해'는 "**난폭해지고, 알 수 없는 말로 소리 지르는 병**"이라는 잘못된 생각입니다. 치매는 오히려 "얌전하고 온순해지는 병"입니다.

물론 환자 중에는 난폭하고 큰소리를 지르는 사람도 있지만, 이는 상당수가 다른 정신 질환(精神疾患)에 의해 야기된 의식 장애(意識障碍) 때문입니다. 그중 가장 많은 것이 '섬망(譫妄)'인데 환상이나 망상을 일으켜 거친 언동을 동반하는 의식 장애입니다.

정신과 의사들은 환자가 알 수 없는 말로 소리를 지를 때는 우선 '섬망'을 의심합니다.

반면 치매 환자는 통상적으로 점점 온순해지고 조용해집니다. 초기에는 그런 변화를 주위에서 알아채지 못하고 나이가 들어서 그러려니 할 정도로 본인이나 가족들이 치매라고 생각하지 못하는 경우가 많습니다.

그러니까 치매란 병은 폭력적인 행동이나 이상한 언동처럼 '무슨 큰일이라도 저지를' 병이 아니라 '점점 아무것도 하지 않는' 또는 '할 수 없게 되는' 병입니다.

또한 치매는 어딘가를 '배회한다'라는 이미지를 가지고 있는 사람도 있는데, 이 역시 큰 오해로 실제 배회하는 사람은 극히 일부에 불과합니다.

필자가 진료했던 수천 명의 치매 환자 중에서도 배회하는 사람은 기껏해야 몇 %뿐이었습니다. 그나마 증상이 심한 사람들이 정신과를 찾는다는 것을 감안하면 배회하는 사람은 전체 치매 환자 중 1~2% 정도일 겁니다.

일본의 치매 환자 수가 이미 600만 명을 넘고 있으니 만일 '배회'가 치매의 주 증상이라면 일본 거리는 온통 배회하는 노인들로 넘쳐나야겠죠.

사실 '치매=배회'라는 이미지가 생긴 것은 치매 초기에 길을 잃는 사람이 많기 때문입니다. 초기에는 운동 능력에 문제가 없기 때문에 치매 환자도 평소처럼 걸어서 외출하지만 좀 멀리 외출하거나 저녁에 어두워져 주변이 잘 보이지 않으면 귀갓길을 잃어버리기도 합니다.

많은 환자가 이런 경험을 한두 번하기 때문에 '치매＝배회'라는 이미지로 알려져 있습니다.

하지만 실제로는 치매 증상이 진행되면 오히려 온순해져서 외출하지 않게 되는 경우가 더 많아집니다. 의사 입장에서는 '배회'보다 오히려 **집에 틀어박혀 다리 허리가 약해지고 허약 상태에 빠지는 것이 훨씬 더 걱정**스럽습니다.

물론 배회, 폭언, 폭력과 같은 문제 행동이 일어나는 경우도 있지만, 이는 제2장에서 상세히 설명드릴 적절한 약물 치료와 환자 대응 방법 개선으로 증상을 완화시킬 수 있습니다.

"아무것도 할 수 없게 된다"는 것은 아니다

치매에 대한 '세 번째 오해'는 치매가 되면 "아무것도 할 수 없게 된다"라는 생각입니다.

치매는 '아무것도 할 수 없게 되는' 질병이 아니라 적어도 초기에는 '기억할 수 없게 되는' 질병입니다. 즉, 초기에는 '기억의 입력'이 어렵고 이후 증상이 진행되면서 '장기 기억(長期記憶)'을 잃어버립니다. 다시 말해 초기에는 새로운 것을 기억하지 못하게 되고, 중기 이후에는 지금까지 기억하고 있던 것들이 잊혀져 갑니다.

그러나 기억력이 쇠퇴하더라도 초기와 중기 전반까지는 '지능 수준', 즉 **판단력과 사고 능력의 수준은 정상적으로 유지**됩니다.

따라서 치매 진단을 받은 후에라도 정상적인 일상생활을 할 수 있는 사람들이 많고 계속해서 혼자 살 수 있는 환자들도 많습니다.

익숙한 집안일을 능숙하게 하며, TV·컴퓨터 등도 익숙한 것들이라면 계속 사용할 수 있고, 책이나 잡지를 보고, 시를 짓기도 하며 지낼 수 있습니다.

인사하기, 세상 얘기도 할 수 있고 손자 돌보는 것도 치매 할머니가 제일 낫다고 하는 경우도 있는가 하면 대인 관계가 예전보다 더 좋아졌다고 하는 경우도 있습니다.

실제로 치매 환자가 되고 나서 '성격이 좋아졌다'라는 말을 듣는 경우가 꽤 많고 사회적 지위가 높고 건강할 때 마구 으스대던 사람이 **치매가 되고 나서 성격이 온화해졌다**는 경우도 있습니다. 겸손해지고 붙임성도 좋아져서 환자의 아내가 주위 사람들로부터 "요즘 남편께서 싹싹하게 말을 걸어주시네요"라는 말을 듣기도 합니다.

물론 새로운 일을 시작하는 것은 어려워졌지만 익숙한 일이라면 충분히 계속할 수 있고, 특히 일의 '절차에 관한 기억'은 '의미 기억(意味記憶 : 말이나 사물의 이름 기억)'에 비해 잊기 어려워서 오랜 세월 계속해 온 일은 증상이 상당히 진행되더라도 계속할 수 있습니다.

또한 치매가 오더라도 '중요한 직책'을 계속하는 사람들도 있습니다. 아시는 분들도 많겠지만 미국의 로널드 레이건 전 대통령은 퇴임 후 치매라는 사실을 공표했는데, 퇴임하고 4년이 지난 1993년 그러니까 82세 때 알츠하이머형 치매로 진단받고 이듬해인 94년 언론에 그 사실을 알렸습니다.

주변 얘기에 따르면 두 차례 임기 총 8년 중 첫 번째 임기의 3년 차 무렵에 이미 치매 증상이 있었다고 합니다. 그 후 서서히 진행되어 증상 발생 10년 후 천수를 다하고 사망한 것이죠.

그리고 영국의 마가렛 대처 전 수상도 퇴임 후 치매가 된 것을 공표했는데, 시기를 따져보면 역시 재임 중에 이미 발병한 것으로 보입니다.

이렇게 미국, 영국의 전직 국가 원수들이 모두 재임 중에 치매 증상이 발생하였지만 기억력에는 문제가 있었을지 몰라도 지능(사고력·판단력)은 남아 있어서 **치매가 표면화되는 일 없이 국가의 리더로서 중책을 수행**할 수 있었던 셈입니다.

그러니 치매로 진단받더라도 "내 인생 끝났다"고 절망할 필

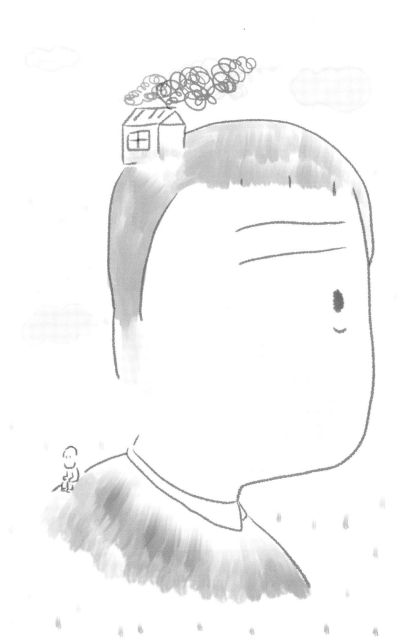

요는 전혀 없습니다. 평소와 같은 생활, 얼마든지 할 수 있으니까요.

심한 증상이 나타나면 약으로 조절할 수 있고, **개호 보험(介護保險)*을 통해 이용할 수 있는 서비스**도 늘어나고 있습니다. 현재 할 수 있는 일을 계속할 수 있다면 병의 진행도 늦출 수 있고, '삶의 질'도 향상됩니다.

가족이나 주위에서는 치매 환자가 지금 '할 수 있는 일'을 빼앗지 않도록 해야 합니다. 경험을 통해 얻어진 능력과 기술은 치매 환자가 되더라도 여전히 기억하는 경우가 많기 때문에 환자의 뇌와 몸에 남아 있는 능력과 기술을 가볍게 여기지 말고 **할 수만 있다면 하루라도 더 오래 계속 유지할 수 있도록 도와야** 합니다.

---

*개호 보험(介護保險) | 경제 노인 요양 서비스만을 전담하는 사회 보험에 일반 기업이나 시민 단체가 노인 요양 서비스 제공의 주체로 참여하는 일본의 보험 제도이다. 우리나라의 '노인 요양 보험'과 비슷한 개념으로 40세부터 누구나 보험에 가입할 수 있으며, 65세 이상이 되면 필요한 보호 서비스를 이용할 수 있다.

완치는 안되지만,
진행은 늦출 수 있다

그러면 현재의 의료는 치매를 어느 정도 치료할 수 있을까요? 아쉽지만 지금의 의료 수준으로는 치매를 근본적으로 치료할 수는 없습니다.

여기서 치매의 '정의'를 확인해 봅시다.

의학 용어 사전에는 치매란 '뇌(腦) 기능이 손상되면서 인지 기능(認知機能)이 지속적이고 전반적으로 저하되어 일상생활에 상당한 지장이 나타나고 있는 상태의 총칭'이라고 되어 있습니다.

즉 치매는 **'상태의 총칭'이지 '병명'**이 아닙니다. 알츠하이머병, 루이(Lewy)소체(小體)형 치매(이것은 병명) 등 100가지 이상의 병에 의해 발생하는 '증상'을 통틀어 일컫는 말이 치매입니다.

실제 임상 의사가 진찰할 때는 환자에게 '기억 장애(記憶障礙)'와 '판단 장애(判斷障礙)'가 보이며, '사회생활에 지장'을 초래한다고 판단될 때 치매라고 진단합니다. 즉 '인지 기능'이 떨어지고 일상생활에 지장을 가져오는 '상태'를 치매로 진단합니다.

이와 같은 **'상태'는 알츠하이머병 같은 질병이 원인**이 되어 생긴 뇌의 '변성(變性)'에 의해 일어나는데, 지금의 의학으로는 그런 '변성'을 원래대로 되돌릴 수가 없습니다.

전문적으로 표현하자면 뇌의 변성이란 '신경 세포가 감소하는 것' '대뇌가 위축하는 것' '신경 전달 물질이 감소하는 것' '신경 세포 내 신경 원섬유(神經原纖維) 변화가 발생'하는 것 등을 말합니다.

이들 변성은 현대 의학으로는 약으로 그 진행을 다소 늦출 수는 있어도 근본적으로는 발생을 막거나, 원래의 건강한 상태로 되돌릴 수 없습니다.

그래서 치매의 완치는 어렵지만, 진행은 늦출 수 있다고 하는 것입니다. 약도 어느 정도 도움은 되지만 그보다 중요한 것은 '할 수 있는 것을 중단하지 않는 것'입니다. 특히 치매 초기에 평소와 다름없는 생활을 하는 것이 치매의 진행에 제동을 걸어주고 중기 이후에도 '**할 수 있는 것을**' 계속하면 병의 진행이 완만하게 됩니다.

또한 경도 인지 장애(輕度認知障礙: MCI) 때는 '식사' '운동' '생활 습관 개선' 이 세 가지를 중심으로 하면 치매의 본격적 발생을 막을 수 있다는 것이, 전 세계 여러 연구·조사에서 밝혀지고 있습니다.

경도 인지 장애란 건망증이 두드러지긴 하지만 아직 일상 생활에는 지장이 없어 치매로 진단되지 않는 '회색지대(Grey zone)'를 말합니다.

경도 인지 장애를 가진 사람의 10~15%가 1년 후, 50%가 5년 후 치매로 진행된다고 하는데요. 16~41%는 인지 기능이 정상으로 되돌아오기도 합니다. 경도 인지 장애 단계 때 증상 진행을 막을 수 있는 구체적 방법에 대해서는 잠시 뒤에 상세히 설명하겠습니다.

그러면 왜 할 수 있는 일을 계속하면 증상 진행을 늦출 수 있는 것일까?

그 메커니즘은 지금의 의학으로써는 이론적인 설명이 어렵지만, 다수의 역학적 조사와 임상적 경험을 통해 전문 의사들 사이에서는 상식적인 것으로 되어 있습니다.

그런데 필자는 그 이유의 하나로 우리 인간이 원래 뇌 기능의 10% 정도밖에 쓰지 않고 있는 것과 관련이 있다고 보고 있습니다. 즉 치매가 진행되더라도 "할 수 있는 것"을 계속한다면 그때까지 **사용하지 않고 있던 건강한 신경 세포가 소실된 부분**을 보완해 줍니다. 말하자면 **"할 수 있는 것"을 계속하는 것이 뇌의 여력을 이끌어내고 결과적으로 치매의 진행을 늦춰주는 셈입니다.**

따라서 치매라고 진단받았을 때 가장 피해야 할 것은 "이제 치매가 왔으니 ○○은 그만해야지"라던가 주변 사람들이 "이제 못하게 해야지"라고 생각하는 것입니다. 그래서 뇌와 몸을 사용하지 않게 되면 치매 진행이 빨라져 버립니다.

'좋은 건망증'과
'나쁜 건망증'이 있다

  환자 상담을 할 때 필자가 가장 많이 받는 질문은 "부모님이 최근 들어 건망증이 심해졌는데, 치매가 온 게 아닐까요?"라는 질문입니다. 당사자가 직접 "요즘 건망증이 늘어났는데, 이게 혹시…"라며, 상담하는 경우도 있습니다.

  고령자 건망증은 '양성 건망증'과 '악성 건망증'이 있습니

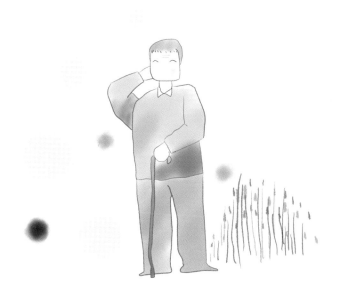

다. 전자의 경우 **나이가 들면서 자연히 증가하는 건망증**으로 '체험의 일부'를 잊어버리는 것이 특징입니다. 가령 어제저녁 식사로 뭘 먹었는지(체험의 일부)는 기억 못해도 먹었다는 사실 자체(체험의 전체)는 기억하고 있는 상태입니다.

한편 '악성 건망증'은 저녁 식사로 뭘 먹었는지 뿐만 아니라 먹었던 사실조차 기억하지 못하는 것입니다. 즉 '체험의 전체'를 망각해 버리는 상태입니다.

또한 나이가 들어 찾아오는 '양성 건망증'은 힌트를 주면 바로 기억해 낼 수 있어서 어제저녁에 "고기를 먹었잖아"라고 하면, 바로 스테이크였는지 화로구이를 해 먹었는지 기억해 낼 수 있습니다. 하지만 '악성 건망증'의 경우는 **체험 전체가 기억에서 송두리째 빠져 버렸기 때문**에 힌트를 줘도 기억해 낼 수가 없습니다.

또한 양성 건망증은 오래된 것부터 기억이 희미해져 가지만, **악성 건망증은 새로운 것부터 차례로 잊어가는데, 사실은 새로운 것을 기억할 수 없기 때문**입니다. 상태가 악화되면 조

양성 건망증의 '증상'	악성 건망증의 '증상'
체험의 일부를 잊어버림	체험한 사실 자체를 잊어버림
진행하지 않음	진행이 빠름
잊고 있는 것을 자각함	잊고 있는 것을 자각하지 못함
일상생활에 큰 지장은 없음	일상생활에 지장이 있음
시간과 장소를 정확히 파악함	요일·장소까지 모르는 경우가 있음
물건을 분실하면 스스로 찾으려고 함	물건이 없어지면 누가 훔쳤다고 생각함

금 전에 얘기한 심지어 바로 지금 얘기한 것조차 기억할 수 없게 됩니다.

또한 본인이 건망증이 많다는 것을 '자각'하고 있을 때는 대부분 치매가 아닙니다. 그래서 본인이 "요즘 건망증이 많아서…"라고 투덜거리면 치매가 아니라 '양성 건망증'이라고 보면 됩니다.

반면 치매에 의한 악성 건망증인 경우는 "난 건망증 같은 거 없어요" "그런 말 들은 적 없는데요"라며 기억하지 못하는 것에 대한 자각이 없는 경우가 많습니다.

그래서 의사에게 가면 진료는
어떻게 진행될까?

그러면 '악성 건망증'이 심해져 치매가 의심되어 의사에게 갔다고 합시다. 어떻게 진단이 내려지고 어떤 치료를 받게 될까요? 구체적으로 필자가 진료하는 모습을 실황중계처럼 진행해 보겠습니다.

저의 경우 초진일 때 보통 본인과 같이 온 가족이 함께 들어옵니다. 환자 가족들은 "우리 아버지(어머니) 치매가 시작된 거 아닐까요?"라는 걱정으로 **본인을 설득해서 진찰실까지 데려오는 경우**가 많습니다. 진찰실 앞에서 가족들이 문진표를 작성합니다.

진찰실에서 두 사람을 맞이한 필자는 환자에게 "안녕하세요 저는 와다라고 합니다. ○○씨군요" 인사를 건네고 문진을 시작합니다.

"오늘 어디가 안 좋아서 오셨나요?"

라고 물으면 환자 대부분은

"아뇨. 특별히 아픈 데도 없는 데 얘들(가족)이 하도 귀찮게 해서…"라고 대답합니다.

환자 본인은 스스로를 '아주 정상'이며, "가족들 말처럼 건망증이 심하지도 않다"라고 생각하고 있지만, 이는 치매 중기 이후의 특징적 증상입니다. 환자가 자발적으로 병원을 찾아올 때는 그만큼 치매가 아니라 노인성 우울증 등 다른 질병을 의심할 수 있습니다. "나는 지극히 보통"이라고 주장하는 사람이 많은 것이 치매의 특징이고 실제로 그렇게 확신하는 사람들이 적지 않습니다. 그런 사람에게는 주위에서 아무리 권해도 병원에 가려 하지 않고, 다른 병으로 입원하거나, **고령자 시설에 입소하고 나서야 비로소 처음으로 치매 진단**을 받게 되는 사람도 있습니다.

질문을 이어갑니다.

"올해 연세가 어떻게 되십니까?"

이렇게 묻는 것은 치매의 진행 정도를 파악하는데, 꽤 중요한 질문입니다.

여기서 필자가 묻고 있는 것은 '생년월일'이 아니라 '나이'

입니다. 치매가 어느 정도 진행되면 이 질문에 '나이'로 대답하지 못하는 경우가 많아서 "1942년생입니다"라며 생년(生年)으로 대답하기도 하고 "1943년에 태어났으니까. 몇 살이 된 건가"라며 말머리를 돌리기도 하며 따라온 가족에게 "이봐, 내가 몇 살이 됐지?"라고 묻기도 합니다.

치매가 상당히 의심되는 사람이 '나이'를 대답하지 못하는 것은 그것이 매년 바뀌는 숫자이기 때문입니다.

치매가 어느 정도 진행되면 예전부터 깊게 새겨진 기억인 '생년월일'은 대답할 수 있어도 1년에 하나씩 많아지는 '나이'는 대답할 수 없는 경우가 많아집니다. 필자가 '생년월일'이 아니라 '나이'를 물어보는 것도 바로 이 때문입니다.

'나이'에 이어서 진료 당일의 '날짜'와 '요일'을 물어보는데요. 이것도 치매 판정을 위한 기본 질문으로 그날이 **몇 월 며칠인지 정확히 대답할 수 있는 사람**은 대체로 치매가 아니지만 "매일이 일요일 같아서"라는 뚱하며 대충 얼버무려 넘어가려는 사람은 치매가 의심됩니다.

치매의 벽

다만 '나이'든 '요일'이든 대답하지 못한다고 해서 그걸로 치매라고 진단할 수 있는 것은 아닙니다. 치매라는 의심은 들지만 단정할 수는 없는 것이 본래 그런 것에 관심이 없는 사람도 있으니까요.

이어서 "오늘 아침 식사는 무엇을 드셨나요?" "오늘 무얼 타고 오셨나요?" 등의 질문을 계속합니다.

또는 연말 연하장*을 쓰고 있는지를 물어보기도 하는데요. 최근 수년간 연하장을 쓰지 않고 있다면 "마지막으로 연하장을 쓴 것은 언제인가요?"라고 물어봅니다. 대체로 연하장 쓰기를 그만둔 무렵이 치매가 발생한 시기와 일치하는 경우가 많기 때문입니다.

그리고 가족 구성원과 자녀들의 주소 등을 물어보면 기억장애(記憶障礙)의 수준을 대체로 파악할 수 있습니다.

*연하장｜일본은 아직도 연말연시 연하장을 많이 주고받는다.

가족들은 환자의
행동 변화를 기록해두자

그리고 함께 온 사람에게는 환자가 없을 때 "그런 언행은 언제쯤부터 시작했습니까?"라고 물어보며, 증상 진행 속도를 알아보는데요 이는 치매와 '노인성 우울증'을 감별하는데 중요한 질문입니다.

즉 **치매는 서서히 진행하지만, 노인성 우울증은 급속히 진행**하기 때문에 증상 진행 속도를 알 수 있다면 두 질병을 구분할 수 있습니다. 그런 점도 있고 해서 가족에게는 환자의 일상생활 태도와 병력·병전 성격(건강할 때의 성격) 등도 물어보는데, 평소 알게 된 것들을 기록해 둔 것이 있으면 이야기가 훨씬 수월해집니다.

이와 같이 필자는 치매의 진단·진찰 시 우선 문진을 진행하며 '치매 판정 테스트'는 그다지 사용하지 않습니다.

왜냐면 임상 경험을 쌓다 보면 문진을 하는 것이 '판정 테스트'보다 훨씬 신뢰할 수 있기 때문입니다. 사실 '판정 테스트'

는 '치매가 아니다'라는 진단에 사용하지만 '치매다'라는 진단에는 사용하지 않기 때문에 필자는 거의 쓰지 않습니다.

한편, 최근 의사들에게 주목받고 있는 것은 '일상 회화식 인지 기능 평가: CANDy'인데요. 이는 대화하는 모습으로부터 인지 능력을 평가하는 것으로 지금까지 테스트와 달리 환자에게 "테스트 받고 있다"라는 스트레스를 주지 않는 방법입니다. 아래 다음과 같이 평가 포인트를 소개해 두었으니 참고하시기 바랍니다.

2016년에 새로 개발된 '일상 대화식 인지기능평가 CANDy'는 일상 대화로부터 인지 기능을 평가하는 스크리닝 테스트입니다. 대화 중 15가지 특징이 나타나는 빈도에 따라 치매 수준을 평가하는 방법입니다.

○ 대화 중에 같은 것을 반복해서 물어온다.

○ 함께 대화 중인 상대에 대한 이해가 애매하다.

○ 무슨 말을 해도 관심을 나타내지 않는다.

○ 대화 내용의 폭이 넓지 않다.

○ 물어봐도 대답하지 않고, 얼버무리거나 말머리를 돌려버린다.

○ 대화가 이어지지 않는다.

○ 대화를 빨리 끝내고 싶다는 인상을 준다.

○ 대화 내용이 막연하고 구체성이 없다.

○ 쉬운 말로 얘기해 주지 않으면 전달이 안 된다.

○ 말을 빙 둘러서 한다.

○ 최근의 시사 뉴스, 화제를 이해 못한다.

○ 현재 시간, 날짜, 계절을 알지 못한다.

○ 다음 일정을 모른다.

○ 대화량에 비해 정보량이 적다.

○ 대화가 옆길로 새서 다른 얘기가 되어 버린다.

문진을 중심으로 '정신적 측면'을 진찰한 후에 '신체적 측면'을 진찰하는데요. 치매의 경우 청진기를 대봤자 큰 의미기 없어 MRI나 CT 등 뇌 영상 진단을 실시합니다.

뇌경색 유무, 뇌의 위축, 특히 기억 중추에 해당하는 '해마'의 위축 여부를 중심으로 살펴봅니다. 물론 연령에 비해 위축이 진행될수록 치매일 가능성이 높습니다.

길을 잃어버리는 것은
치매 초기의 일

그러면 악성 건망증으로 시작한 치매는 그 후 어떻게 진행될까요?

'초기' 치매의 경우 평균적으로 10년 정도에 걸쳐 서서히 진행됩니다. 증상에 따라 초기, 중기, 말기 3단계로 나누어지며 10년이라면 초기 2년, 중기 3년, 말기 5년 정도가 하나의 기준이 됩니다만 실제로는 개인차가 상당히 있습니다.

그러면 치매 증상이 어떻게 진행해 가는지 구체적으로 살펴보겠습니다. 우선 초기에는 기억 장애(악성 건망증)가 나타나는데, 이는 대체로 다음의 두 종류로 나눌 수 있습니다.

바로 '기명 장애(記銘障礙 : 새로운 것을 기억하지 못함)'와 '상기 장애(想起障礙 : 과거에 기억했던 것을 생각해 내지 못함)'입니다.

초기 치매의 경우 지능은 유지되지만, 진행성 '기명 장애'가 일어나고 있어서 같은 것을 몇 번씩 물어보는 일들이 많아짐니다. 또한 물건을 **어디에 두었는지 기억하지 못하는 일들이 현저해져** 찾으러 다니는 일들이 많아집니다.

초기에서 중기로 다가가면 '지남력 장애(指南力障礙: 시공간 인식을 못하는 장애)'가 나타나는 사람도 있는데, 이는 지금 몇 시쯤인지, 현재 있는 곳이 어디인지를 모르는 상태를 말합니다. 이런 증상이 나타나면 길을 잃기 쉽게 되는데요. 사실 치매는 증상이 가벼울 때일수록 길을 잃기 쉬운 것이 스스로는 "아직 그럭저럭 잘할 수 있다"라고 생각해 외출하기 때문입니다.

한편, 중기가 되면 의외로 길을 잃지 않고 잘 돌아옵니다. 이는 본인도 자신의 몸 상태가 좋지 않다는 것을 알고 있어서 멀리 나가지 않고 산책을 해도 늘 같은 길만 다니거나 같은 상점에서만 물건을 사기 때문에 초기보다 오히려 길을 잃지 않게 됩니다. 사실 의욕도 저하된 상태라 외출하지 않는 경우가 많다고 봐야겠죠.

그리고 초기 무렵에 가족, 주변 분들이 주의하셔야 할 것은 이 시기에 '금전적 사기'를 당하기 쉽다는 것인데요. 아직까지는 지능 수준이 유지되고 있는 만큼 사기꾼들이 걸어오는 '달콤한 말'에 쉽게 반응하지만, 판단력에 균형이 깨진 상태라 그럴듯한 이야기에 걸려들고 맙니다.

하지만 치매 증상이 중기 이후까지 진행하면 사기꾼의 이야기를 이해할 수 없기 때문에 오히려 사기당하는 일들이 줄어들게 됩니다.

또한 치매의 특징 중 하나가 본래 가지고 있던 성격이 더욱 심해지는 소위 '첨예화(尖銳化)'하는 것인데요. 가령 원래부터 성미가 급했던 사람이 더욱 화를 잘 낸다든지, **평소 불안을 느끼는 사람이 더욱 강한 불안에 사로잡히기도** 하고 절약 생활을 하던 사람이 극단적인 구두쇠가 되는 경우도 있습니다.

반면 예전보다 '성격이 더욱 좋아지는' 사람도 있어서 붙임성이 좋아지거나 겸손해지기도 하는데, 이는 자신의 심신이 약해졌다는 것을 알고 있기 때문입니다. 즉, 자신이 약한 존재가 됐다는 자각 증상이 방어 본능을 일으켜 주위와 원만한 관계를 이어가며 안전을 확보하려는 것이죠.

배회 중 교통사고는
의외로 적다

증상 발생 후 수년이 지나 중기까지 진행하면 기억 장애뿐만 아니라 지능 장애가 현저해집니다.

기억뿐만 아니라 사고력과 판단력도 저하되어 그때까지 기억하고 있던 것들이 생각나지 않는 것은 물론 그때까지 "할 수 있는" 것들을 할 수 없게 됩니다.

가령 중기 전반기에는 다음과 같은 증상들이 나타납니다.

○ 익숙하게 사용했던 기계를 사용할 수 없게 된다.

○ 간단한 계산도 제대로 못한다.

○ 다른 사람이 하는 말을 한번 들어서는 이해하지 못한다.

○ 계절에 맞게 옷을 입지 못한다.

○ 요리 방법을 잊어버리고 맛이 변한다.

○ 같은 상품을 여러 차례 구입한다.

○ 집 근처가 아니면 길을 잃는다.

○ 날짜, 시간, 장소 파악이 어렵고 과거와 현재의 구분이 안 된다.

○ 대소변 실금이 생긴다.

다만 치매는 증상 발생과 진행 방식이 사람마다 달라서 앞서 언급한 증상들이 환자 한 사람에게 모두 발생하지는 않습니다.

특히 중기에는 개인차가 매우 커서 어떤 증상이 생기고, 안 생기고는 전적으로 사람마다 달라 "일상 대화조차 어려운 사

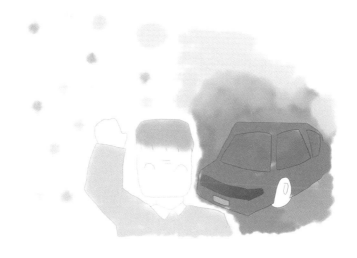

람이 요리 실력은 예전과 변함이 없다"거나 "영어 실력이 뛰어난데 사람 얼굴을 못 알아본다"라는 경우들이 생깁니다. '생활 능력'도 사람에 따라 달라서 치매가 중기 이상이 되었는데도 혼자 잘 살고 있는 경우가 꽤 많이 있습니다.

종합해서 말하자면 사고는 단편적이 되며, 마무리가 나빠지고, 새로운 것을 습득하거나 이해하는 것이 매우 어려워져 사회에 대한 관심도 저하되어 갑니다.

그래서 가족 등 주변 사람들이 이때쯤 돼 "노부모 치매가 갑자기 심해지고 있다"라고 느껴 부랴부랴 병원을 찾는 경우가 적지 않습니다.

중기도 후반에 이르면 기억력이 더욱 쇠퇴하여 장기 기억(長期記憶)까지 불안정해집니다.

자신의 생년월일이나 태어난 곳(고향)을 잊어버리는 사람도 있고 사람 얼굴을 알아보지 못하기 시작해 가족은 그렇다 치고 오랜만에 만난 사람이나 먼 친척들의 얼굴을 기억하지 못하게 됩니다.

또한 '지남력 장애(指南力障礙 : 시공간 인식 능력 장애)'가 일어나 지금 있는 장소나 **현재 몇 시인지를 알지 못하게** 되고 집안에 있는 화장실 위치도 잊어버려 대소변 실금 횟수가 많아지기도 합니다.

문제 행동을 하거나 배회하는 사람도 소수 있지만 의외로 사고를 당하거나 큰 부상을 입는 사람은 극히 소수에 불과합니다. 이는 치매가 진행되어도 '위험한지 안전한지'는 이해할 수 있기 때문입니다.

필자가 35년간 환자 진료를 해오면서 배회하다 교통사고를 당하거나 높은 곳에서 추락해 사망한 사람을 단 한 명도 본 적이 없습니다(제방에서 굴러떨어진 사람은 한 명 있었습니다만). 치매가 돼도 자신의 생명이 위험하다는 것은 알고 있다는 얘기입니다.

가족을 못 알아보고
맞이하는 마지막 순간

　그러면 말기에는 어떤 증상이 나올까요? 전반과 후반으로
나누어서 살펴보겠습니다. 우선 말기의 전반에는 신체 능력
이 점점 쇠퇴하여 일상생활에까지 개호(介護)*가 필요하고
스스로 일상 행동을 거의 할 수 없게 됩니다.

　옷을 입을 때 단추를 스스로 채울 수 없게 되고, 목욕물의
온도나 양을 조절할 수 없으며, 식사도 도움이 필요한 사람이
많아집니다.

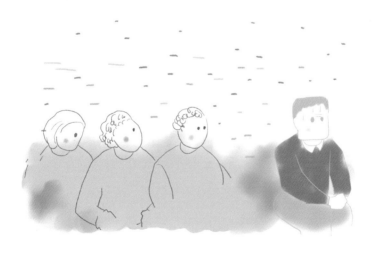

　　　　　　　　　　　　　　　　　　　　　　　　치매의 벽

말기 후반이 되면 장기기억이 더욱 없어져 남편, 아내, **자식들의 얼굴이나 이름을 기억하지 못하게 되고**, 자신이 결혼을 했는지, 현재 배우자가 있는지 없는지조차 기억을 못하는 사람도 있습니다. 그래도 감정은 남아있습니다.

말기 치매 환자의 심리 상태에 대해서는 다음 장에서 좀더 상세히 얘기하겠습니다.

그리고 최후의 순간이 다가오면 대화가 이루어지지 못하고, 말을 걸어봐도 반응이 없는 등 소통이 불가능해지며, 표정도 없어집니다.

신체 능력, 운동 능력이 떨어져 병석에 계속 드러누운 상태에서 연하 기능(삼키는 기능) 저하가 치명적이 되어 결국 임종의 순간을 맞이하게 됩니다.

---

*개호(介護) | 곁에서 돌보아 줌〈간병, 돌봄, 요양을 말함〉 그리고 일본에서는 [개호, 간호('介添え看護'의 준말).
참고−개호 보수(介護報酬) | 일본에서 2000년에 창설된 개호 보험 제도에서 개호 서비스의 대가로 사업자에게 지불하는 보수. 이용자가 1할을, 개호 보험으로 9할을 부담한다.

치매의 60%를 차지하는
알츠하이머병이란?

치매 발생의 약 60%는 알츠하이머병을 원인으로 합니다.
'알츠하이머병'은 병명이고 이로 인한 증상을 '알츠하이머형
치매'라고 합니다.

'알츠하이머'는 원래 독일 정신과 의사의 이름입니다. 1906
년 기억 장애와 행동 장애를 가지고 사망한 56세 여성의 증
례 보고를 했던, 알로이스 알츠하이머(Alois Alzheimer) 박사
의 이름을 따라 붙여졌습니다.

이 여성은 56세에 사망했지만, 증상 발생은 40대로 젊을 때
발생한 알츠하이머였는데, 불행하게도 이것이 최초 보고이
다 보니 알츠하이머병은 "몇 년 사이에 가족도 몰라보게 되
는 몹쓸 병"이라는 인상을 전 세계에 퍼뜨리고 말았습니다.
하지만 알츠하이머병은 치매의 원인인 다른 질병들과 마찬
가지로 발생 연령이 높을수록 진행이 늦어지고, 자연적인 노

치매의 벽

화가 다소 앞당겨지는 정도로만 진행합니다. 그러나 젊을 때 증상이 시작하면 같은 병이라고 생각되지 않을 정도로 진행이 빠르고 2~3년 사이에 대화도 제대로 할 수 없게 되는 경우가 많습니다.

알츠하이머병의 원인은 뇌에 아밀로이드 베타(β)라는 단백질이 축적하기 때문인데, 증상 발생 20년 전부터 기억을 관장하는 해마 주변에서 축적이 시작됩니다.

알츠하이머형 치매는 노인성인 경우 서서히 진행하며, 다음과 같은 다양한 증상들이 나타납니다.

1 **기억 장애** ― 특히 새로운 것, 바로 직전의 것을 기억하지 못함

2 **시공간 인식능력 장애** ― 시간·장소 등 기본적 인식력 상실

3 **판단력 장애** ― 상황 대처 판단력이 쇠퇴하고 대응력 상실

지금으로써는 **알츠하이머병을 치료할 수 있는 약**은 없습니다. 아리셉트[Donepezil]*라는 약이 있지만 '시간을 벌어주는' 역할입니다. 즉, 치매의 진행은 어느 정도 늦추어주는 정도일

뿐입니다.

2021년 6월에는 미국에서 '아두카누마브(상표명은 아두헬름)'라는 인지 기능 저하를 막아주는 약이 승인되었는데요. 이 약은 아밀로이드 β항체로써 알츠하이머병의 원인인 아밀로이드 β와 결합하여 이를 감소시킴으로써 병의 진행을 차단한다고 개발 회사가 홍보하고 있지만, 유효성 근거가 부족하여 현재 유럽이나 일본에서 승인을 받지 못하고 있습니다.

미국에서도 보험 적용이 보류되어 개인이 부담할 경우 연간 6천만 원이 들어, 일부 부유층만을 위한 전유물처럼 되었고, 2022년 1~3월 동안 매출이 38억 원에 불과해 개발 회사 경영책임자가 사퇴하기도 했습니다. 이처럼 알츠하이머병의 치료제 개발은 어렵습니다.

---

*도노페질(Donepezil) | 콜린에스테라아제를 억제하여 아세틸콜린의 작용을 강화함으로써 약리 작용을 나타내는 약물. 알츠하이머형 치매 증상의 치료와 뇌혈관 질환을 동반하는 혈관성 치매 증상의 개선에 사용. 아리셉트(Aricept)라는 상품명으로 시판.

또 다른 세 가지의
치매 유형

알츠하이머병 외에도 약 100개의 질병이 치매를 발병시킬 수 있는데요. 그중 발병률이 높은 것은 다음의 세 가지 질병입니다.

○ **뇌 혈관성형(型) 치매**

치매 전체의 약 20%를 차지하는데, 뇌경색이나 뇌출혈로 인한 혈류 장애로 뇌 기능 일부가 소실됨으로써 발생하는 치매입니다. 그중 70~80%는 뇌경색이 원인이지만 뇌경색이 많아도 치매가 발생하지 않는 사람도 있고, 부검해보면 알츠하이머형 변화를 대부분의 환자에서 볼 수 있어 어느 것이 맞는지는 알 수가 없습니다.

그리고 이 유형의 경우 뇌세포에 손상을 받는 부분과 그렇지 않은 부분이 있기 때문에 증상이 오락가락하는 특징이 있습니다. 기억 장애, 언어 장애, 의욕의 저하, **우울증, 걸핏하면**

화를 내는 등 성격 변화가 일어나기도 합니다.

○ **루이 소체형(型) 치매(Dementia with Lewy bodies, DLB)**

치매 전체의 약 10% 정도인데, '루이 소체(Lewy小體)'라는 특수한 단백질이 대뇌 피질과 뇌간 부분에 축적되어 신경 세포가 사멸함으로써 발생하는 질병입니다.

정신적 측면에서는 환각, 망상이 나타나는 경우가 많고, 신체적 측면에서는 파킨슨병과 유사한 운동 장애가 생겨 자주 넘어지기 쉽게 됩니다.

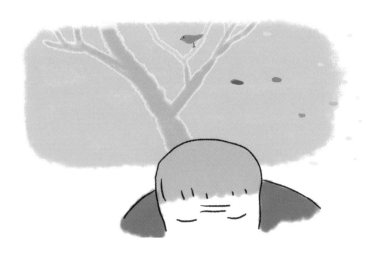

치매의 벽

○ 전두 측두형(型) 치매

치매 전체의 1~5%에 해당하는데요. 뇌의 전두엽과 측두엽의 신경 세포가 죽거나 변질되어서 발생합니다. 이성(理性)을 관장하는 **전두엽이 손상받기 때문**에 자발성과 융통성이 없어지고 화를 잘 내는 등의 증상이 나타납니다. 또한 이성(理性)에 의한 억제가 되지 않아 절도, 추행 같은 반사회적 행위의 원인이 되기 쉬운 질병이기도 합니다.

그런데 사실 치매 유형을 엄밀히 구분해 봐야 큰 의미가 없습니다. 왜냐면 어떤 유형의 치매라도 85세를 넘기면 모두 알츠하이머형의 변성이 나타나고 나이가 들거나 말기에 이르면 증상이 서로 비슷해지는 데다가 모두 치료 약이 없기 때문입니다.

제2장 _____

'노부모가 좀
이상해!'라고
느꼈을 때
주의 사항

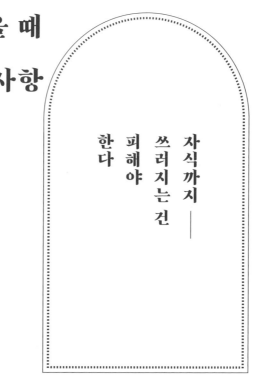

자식까지 —
쓰러지는 건
피해야
한다

치매 진단을 받았을 때 가족들은
어떻게 해야 할까?
———
'아무것도 할 것 없다'

새삼스럽지만 이쯤에서 제 소개를 해보고자 합니다.

필자가 의사로서 치매와 관계하기 시작한 것은 1986년 동경대 의학부 부속병원 노인과에서 연수 의사로 일할 때였습니다. 이어서 국립 미토병원(水戸病院)의 신경내과에서 정규 직책은 아니었지만, 고령자 치매 환자를 적지 않게 진료했습니다.

30대 가까이 돼서야 도쿄 스기나미구(杉並区)의 노인전문 종합병원인 요쿠후카이병원(浴風会病院)이 필자가 그동안 내과와 정신과 두 분야에서 일해온 경력을 인정해 비로소 정규 직책을 가지게 되었습니다.

솔직히 말씀드리면 상근의사로서 처음 시작한 이 병원이 우연히 노인전문 병원이었을 뿐 당시는 고령자 의료에 대한 생각이 그다지 깊지 않았고, 평생 계속할 생각도 없었습니다.

그런데 이 병원에서 일하는 동안 의사로서 많은 훈련을 받게 되는데, 가장 큰 영향을 받은 것은 부원장이셨던 타케나카 호시로(竹中星郎) 선생이었습니다. 그 무렵 아직 고령화가 그다지 진행하지 않고 있던 시대라 일본 전체를 통틀어 노인 정신의학 전문의는 극소수였습니다. 그중에서 타케나카 선생은 '치매'라는 질병을 일본에서 가장 깊게 이해하고 있던 의사였지 않나 싶습니다. **"치매란 자기 자신을 상실시키는 증상에 대한 인격의 반응이다"**라는 선생의 통찰력은 정말 탁월한 견해로 지금도 저를 포함한 많은 의사가, **치매를 이해하는 데 기본**이 되고 있습니다.

3년간의 미국 유학을 포함해, 이 병원에서 9년간 근무하면서 어느새 고령자 정신 의료를 평생의 업으로 생각하게 되었습니다. '노화'라는 몸과 마음의 변화를 평생의 연구와 전문 분야로 삼기로 했습니다.

이후 필자도 환갑을 넘긴 현재까지 노인 정신 의료 분야에서 모두 6천 명 이상의 고령자 진료를 해왔으며, 현재는 필자의 클리닉과 가와사키 종합병원에서 '노년과' 외래진료를 하고 있습니다.

이런 임상 경험 속에 치매 환자의 '가족회' 운영을 통해 많은 가족들로부터 고충을 듣고 상담하는 시간도 가지고 있습니다.

그중에는 치매 환자를 정말 잘 간병하는 가족이 있는가 하면, 안타깝지만 문제 행동을 유발이라도 하려는 듯이 환자를 대하는 가족들도 있습니다.

어쩌면 필자만큼 수많은 치매 환자들과 가족들의 실상을

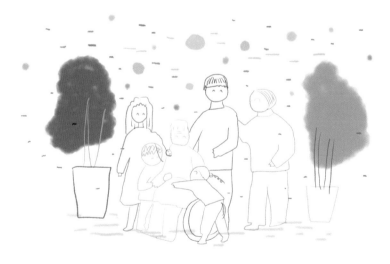

치매의 벽

잘 알고 있는 의사는 그리 많지 않겠다고 자부하고 있습니다.

그런 경험을 토대로 이 장(章)에서는 집안에 치매 환자가 생겼을 때 가족들은 어떻게 대처해야 좋을지 그 방법에 대해 이야기해 보겠습니다.

먼저 환자가 의사 진료를 받고 치매 진단을 받으면 "가족은 우선 무엇을 하면 좋을까요?"라는 질문입니다.

대답은 당장은 "아무것도 하지 말라"입니다.

초기 단계에서 명심해야 할 것은 그냥 '지켜보는 것'이며, **환자를 대하는 방식이나 환자 주변 환경을 바꾸지 않는 것**이 가장 좋습니다.

의사가 가족에게만 병명을 알려줬을 때는 환자 본인에게 '치매'라고 알려줄 필요조차 없습니다. 치매라고 진단을 받아도 가급적 '어제와 다름없이 오늘을 보내고' 또 '오늘과 똑같이 내일을 보내는 것'이 치매의 진행을 막는 가장 좋은 방법입니다.

혼자 사는 노부모가 치매라고
집으로 모시면 안 된다

가령 떨어져 혼자 사는 노부모를 자녀들이 초기 단계에서 부터 떠맡으면, 대개의 경우 치매를 더 악화시키게 됩니다. 좋은 뜻에서 결정했던 '모셔와서 함께 살기'나 '가까이 옮겨 살기'가 오히려 노친의 치매를 악화시키는 원인이 되기도 합니다.

치매 환자는 **'새로운 것'을 기억**하기 어렵습니다. 그 때문에 익숙한 환경을 떠나 새로운 주거 환경에 적응하기가 곤란합니다. '리로케이션 데미지(Relocation Damage : 위치 변경으로 인한 피해)'라는 말이 있을 정도로 환경 변화가 스트레스와 적응 장애(適應障礙)의 원인이 되어 치매를 악화시키게 됩니다. 특히 시골에 살고 있는 노친을 도시로 불러들이면 실패할 확률은 매우 높습니다.

최악의 경우 치매를 악화시킬 뿐만 아니라 '이사 우울증'까지 함께 생길 우려도 있습니다.

사실 고령자는 **혼자 살 때 보다** 가족과 함께 살 때 **자살률이 더 높은데요.** "가족들에게 민폐를 끼치고 있다"라는 자책감으로 자살이라는 길을 선택하기도 합니다.

치매가 아니라 해도 고령자는 환경 변화에 특히 취약한데요. 어느 병원의 조사에 따르면 입원하기 위해 자택을 떠날 경우 '개호 필요도'가 1.72나 증가한다고 합니다. 이는 **'개호 필요도' 2인 사람이 4가 되는 것**으로, 환경 변화 이전에는 생활

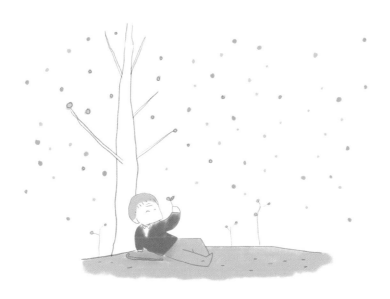

에 필요한 것을 스스로 뭐든지 잘했던 사람이 거의 아무것도 할 수 없게 된 상태를 의미합니다.

초기는 물론 중기에도 큰 문제가 없다면, 그때까지 혼자 살고 있던 사람은 계속 혼자 살게 하는 것이 좋습니다.

'혼자 사는 사람이 치매 진행이 느리다'는 것도 밝혀져 있는 사실입니다.

매일 아침 같은 시간에 일어나 이불을 개고 차를 끓이며 고양이 밥을 주는 등의 행동이 치매 진행을 늦추어줍니다. 치매 환자가 혼자 산다고 하면 위험하다고 생각하는 사람들이 많지만, 뇌 기능 측면에서는 오히려 장점이 많습니다.

실제 지방에서는 치매 증상이 꽤 진행된 경우라도 혼자 활기차게 살고 있는 노인들이 많습니다. 새로운 것을 기억할 수는 없어도 일상생활과 같은 '절차나 순서'에 관한 기억이 남아 있는 경우가 많기 때문입니다.

치매의 벽

치매 진단받았다고 집수리하는 것은
다시 생각해 볼 문제다

이미 고령의 부모와 함께 살고 있는 경우 치매 진단 받은 후에 '집수리'를 서두르는 것도 생각해 볼 문제인데요. 계단에 손잡이를 다는 것 정도는 안전상 괜찮겠지만, 대규모 수리는 가급적 피하는 것이 좋겠습니다.

만일 집수리로 화장실 위치가 바뀌면 오히려 대소변 '실금(失禁)'의 원인이 될 수 있습니다. 치매 환자는 머릿속에 '지도'를 그리는 것이 서툴러서 장소가 바뀌면 화장실 위치를 알 수 없게 되고 맙니다.

집수리를 하지 않더라도 대소변 실금이 있을 때는 집안에서 '길을 잃었을 가능성'이 있으니 화장실 문에 '화장실'이라고 크게 써붙여 두는 것이 좋겠습니다.

부엌을 수리할 경우 가급적 불꽃이 나지 않는 전자조리기(IH: induction heater)로 하는 것이 좋겠지만, **치매 발생 후에 전자조리기(IH)로 바꾸는 것은 생각해 봐야** 합니다.

이런 얘기가 있습니다.

요리를 잘하고 좋아하는 어머니(80세)에게 치매 끼가 보여서 자녀들이 걱정 끝에 주방의 가스레인지를 IH(인덕션)로 교체했습니다. 어머니는 인덕션 사용법을 전혀 몰라 이제까지 해왔던 요리를 할 수 없게 되자 "원래대로 해 줘"라고 했더니 자녀들은 "그렇게는 못하죠"라고 하는 바람에 결국 요리를 하지 않게 되어버렸습니다. 그 뒤로 치매가 급속히 진행되었다고 합니다.

그래서 집수리를 한다면 가능한 치매 발생 전에 하는 것이 좋은데요. 가령 IH로 바꾸는 것도 이상적으로는 치매 발생 이전에 구입해서 사용법을 익혀두도록 하고, 치매가 발생했을 때는 **환경을 바꾸지 말고 지금과 같은 생활**을 할 수 있도록 하는 것이 좋습니다.

비용을 쓰거나 배려해 주는 것도 섣불리 잘못하다가는 치매 증상을 오히려 악화시키게 됩니다.

치매 진행을 빠르게 하는
세 가지 '생활 습관'

치매 간병에서 중요한 것은 환자 본인이 지금까지와 마찬가지로 여러 가지를 계속할 수 있도록 도와주는 것이 가장 좋습니다.

반대로 "이제 치매가 왔으니 별수없이…"라며, **여러 가지를 못하게 하는 것은 최악의 대응**입니다. 일거리를 비롯해 가전제

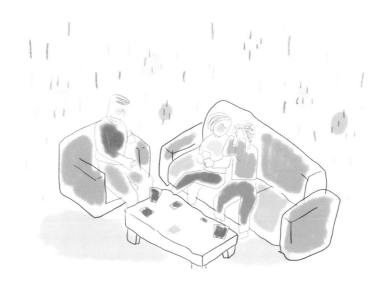

품, 운전, 학원에 다니는 것들을 그만두게 하고 지갑과 통장까지 빼앗아 버리면, 치매는 순식간에 진행되어 버립니다.

또한 부모를 집에만 두어서는 안 됩니다. 자유롭게 외출할 수 있다면, 여러 사람과 소통할 기회도 생기고 또 이것이 치매 진행을 늦춰주게 됩니다. 가령 서예 등 학원이나 교습소에 다닐 경우, 그곳의 선생님과 상담하면서 더이상 나갈 수 없게 될 날까지 다니게 하는 것입니다. "위험하니까" "민폐를 끼칠 것 같아서" 그만두게 하면 치매 진행이 더 빨라지게 됩니다.

치매 진행을 늦추기 위해서는 세 가지 필요한 것이 있습니다. 그것은 바로 **'사람과의 교류' '적당한 운동'** 그리고 **'취미 활동'**입니다.

반면 치매 진행 속도를 빠르게 하는, 세 가지 나쁜 생활 습관도 있습니다. '집에만 머물기' '운동 부족' '취미 없음'입니다. 그러니까 가족이 환자를 집에만 있게 하면, 포커 게임의 트리플 카드처럼 마이너스 요인들이 한꺼번에 모여버린다는 얘기입니다.

'변함없이' '그만두지 않고' '계속하는 것'이 중요하다

필자가 도쿄 스기나미구(杉並区)의 노인전문 종합병원인 요쿠후카이병원(浴風会病院)에서 일할 무렵의 일입니다. 그 무렵 필자는 요쿠후카이병원 외에도 한 달에 두 번 이바라키현의 가시마시(市) 병원에서도 근무했는데요. 겸직 근무를 하던 중 농촌인 이바라키현의 환자가 도쿄 환자보다 치매 진행이 늦다는 것을 알게 되었습니다.

그 이유를 생각한 끝에 한 가지 결론에 이르렀는데요. 당시는 아직 치매를 '노망'이라고 부르던 시대라 도쿄에서는 "노부모가 노망이 들다니 창피하다"라는 분위기가 있어 치매에 걸린 노부모를 집안에 가두어 버리는 가정이 많았습니다.

반면 이바라키현에서는 치매가 되어도 바깥에 나가서 농사 일을 계속하는 사람들이 많았습니다. 또 밖에서 **어슬렁거리고 있으면 근처에 있는 사람이 집으로 데려다주는** 지역성이 있었습니다. 자유롭게 밖에 나가서 일하면 자연히 주위 사람들과 소통할 기회가 많아져 새로운 자극을 받게 되는데요. 이것이 치매 진행을 늦춰준다는 것을 알게 되었습니다.

치매가 되면 예전에 비해 여러 가지 부족한 증상들이 나타나지만, 뇌에는 아직 남아 있는 기능들이 있습니다. 건강할 때만큼의 기억력이나 지적 능력은 바랄 수 없지만, 그때까지 몸에 익힌 능력과 기술(절차 기억)은 많이 남아 있습니다. 그런데도 가족들이 그렇게 남아 있는 기능을 사용할 기회를 빼앗아 버리면 증상 진행에 박차를 가하고 맙니다.

이는 치매 환자에 한정된 것이 아닙니다. 고령자가 **뇌를 쓰지 않으면 치매가 발생하지 않아도 치매와 유사한 증상에 빠지게 됩니다.**

그래서 사람의 뇌를 MRI로 검사해 보면 병적 변화 없이 노화에 의해 뇌가 약간 위축되어 있을 뿐인데도 치매와 유사한 증상이 나타나는 경우가 있습니다. 즉 "뇌를 사용하면 치매가 되지 않는다"라는 것은 아니지만 뇌를 쓰지 않으면 "치매가 아닌데도 치매 같은 증상이 나온다"라는 것입니다.

반복해서 말씀드리지만 치매라고 진단받더라도 생활 환경

이나 생활 리듬을 가능한 한 바꾸지 않아야 합니다.

작가 모리무라 세이치(森村誠一) 씨는 현재 치매와 우울병을 함께 앓고 있다고 밝혔는데요. 부인의 수기에 의하면 모리무라 씨는 매일 아침 20분 정도 산책을 하고 있다고 합니다. 부인은 "좀 걱정스럽긴 하지만, 혼자 산책하게 하고 있다"라고 하는데, 이는 정말 현명한 대처입니다. 할 수 있는 것을 하게 하고 그만두지 않게 함으로써 남편의 치매 진행을 늦추고 있다고 생각할 수 있기 때문입니다.

노인성 치매는 **급격히 악화하지 않아 입원할 필요도 없습니다**. 오늘까지 할 수 있었던 일이 내일 갑자기 할 수 없게 되는 일은 없으니 하루라도 더 '할 수 있는 것'을 유지하기 위해서는 어쨌든 계속하게 해야 한다는 것을 가족뿐 아니라 본인 스스로 명심해야 합니다.

치매 진단을 받았다고 해서 '인생 종 쳤다'라며 실망해서는 안 됩니다. 집안에 틀어박혀 있지 말고 '변함없이, 그만두지 말고, 그리고 해오던 것들을 계속해야' 합니다.

'가기 싫어하는 부모'를
병원에 데려가기

그러면 가족은 뭘해야 될까요?—가장 중요한 일은 평소 부모의 상태를 눈여겨보다가 "치매가 아닐까?"라는 생각이 들면 믿을만한 병원을 알아본 뒤 가기 싫다고 해도 병원까지 데리고 가야 합니다.

부모의 상태에 의심을 품고 **병원까지 데리고 갈 수 있는 것은 가족뿐**이니까요. '치매'라는 진단은 전문가인 의사에게도 어려운 일이지만 다행히 "치매가 아니다"는 판단은 일반인도 할 수 있습니다.

바꾸어 말하면 "치매가 아니라고 단정할 수 없다"라고 생각될 때가 바로 의사와 상담해야 할 때입니다.

그러면 언제 병원에 데려오면 될까요?—다음과 같은 증상이 나올 때 주의할 필요가 있는데요.

함께 살고 있다면 여러 가지로 알아차리기 쉬우니까 여기서는 주로 부모와 떨어져 사는 경우 주의해야 할 점을 중심으로 이야기해 보겠습니다.

크게 나누어서 '집안에서의 모습'과 '옷차림' 두 가지인데요. 우선 부모님 집에 갔을 때 집안 모습이 다음과 같다면 주의할 필요가 있습니다.

○ 집안이 지저분하다.

○ 집안에서 이상한 냄새가 난다.

○ 우편함에 배달물이 쌓여있다.

특히 늘 깨끗이 청소하는 것을 좋아했던 어머니였는데, 청

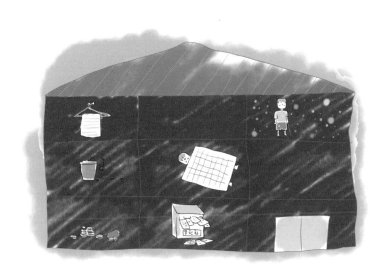

소를 전혀 하지 않은 듯한 모습일 때는 치매 또는 '노인성 우울증'을 의심할 수 있습니다.

또한 **옷차림이 흐트러져 있을 때**도 치매 또는 '노인성 우울증'이 의심되는데요. 가령,

○ 예전엔 멋쟁이였는데, 지금은 늘 같은 옷만 입고 있다.

○ 입고 있는 옷이 계절과 안 맞다.

○ 청결에는 도무지 관심이 없다.

등과 같은 상태입니다.

그리고 상점에서 물건 구매를 하는 모습을 봐도 치매 진행 상태를 읽어낼 수 있습니다.

우선 같은 물건을 여러 차례 계속 사 오고 있다면 주의가 필요합니다. 이 경우 "또 같은 걸 사버렸네"라고 본인이 반성하고 있다면 단순한 건망증이지만 "누가 이렇게 빵을 많이 사다 놓은 거야?"라며 본인이 사 왔던 것조차 기억하지 못하면 치매일 가능성이 농후합니다.

또한 냉장고를 열어봐서 '필요 없는 물건까지 들어있을 때' 또는 '냉장고에 유통 기간이 지난 식품들이 많을 때'도 주의

가 필요합니다. 그 외 다음과 같은 모습이 보이면 치매를 의심할 수 있습니다.

○ 외출하지 않고 멍하게 있는 경우가 많아졌다.

○ 날짜, 요일 감각이 없다.

○ 요리하는 가짓수가 줄어들었다.

○ 수돗물을 계속 틀어놓는다.

등입니다.

또한 '지갑이 동전으로 가득차 있을 때'도 주의해야 하는데요. 이는 치매 환자에서 흔히 보이는 증상으로 **상점에서 돈 계산에 자신이 없어져** 매번 지폐만 내고 잔돈을 계속 받다 보니 늘 지갑이 동전으로 불룩해져 있습니다.

그런데 이런 행동을 본인이 '자각'하고 있는지도 중요한데요. 본인이 의도적으로 생활 스타일을 바꾼 거라면 걱정할 필요가 없지만, 본인이 전혀 알아채지 못하고 심지어 부정할 경우에는 의사와 상담하시는 것이 좋겠습니다.

병원에 가기 싫어하는 부모를
설득하는 '좋은 대화법'

하지만 치매가 의심되는 사람을 병원까지 데려가는 것은 꽤 힘든 일인데요. 본인은 "난 지극히 정상이야"라고 생각하는 경우가 많기 때문입니다.

그럴 때 "치매니까 병원에 한번 가주세요"라고 하면 최악입니다. "뭔 소릴 하는 거야! 치매 같은 거 아니래도"라며 강하게 반발할 뿐입니다. "요새 몸 상태가 안 좋죠? 치매일지 모르니까 의사에게 가보면 어떨까요?"라고 해도 역시 좋은 방법이 아닙니다. 굳이 '치매'라는 말을 쓸 필요가 없습니다.

여기서는 '예방을 위해'라는 표현이 좋은 방법인데요. "건망증 예방을 위해 검사 한번 받으러 가볼까요?"라고 말하면 본인도 "그래. 민폐 끼치고 싶지 않으니까"라며 순순히 받아들이기 쉽습니다.

"한번 의사에게 가볼까요?"라고 말한 뒤 "제가 안심이 안 돼서 그래요"라고 덧붙여도 좋겠죠. '가족을 안심시킨다'는

'대의명분'이 생기면 **수월하게 가주는 경우도** 많습니다. 그래도 불안해하는 사람에게는 "저도 같이 갈게요"라고 하면 불안을 해소할 수 있습니다.

이런 방법도 있습니다. 가령 남편이 치매라고 생각될 경우, 아내가 먼저 "요즘 내가 건망증이 심해서 그러니 병원에 같이 가주지 않을래요?"라고 해서 병원에 도착하면 "혼자서는 마음이 안 놓이니 당신도 함께 진찰받아줘요"라며 남편도 진찰받을 것을 부탁해 봅니다.

자, 그러면 무슨 과 진료를 받아야 할까요? ― 가까운 곳에 '건망증' 외래, 노년과, 정신과, 뇌신경외과, 신경내과, 고령자 전문병원 등이 있으면, 전문의에게 진료받을 수 있습니다.

하지만 그렇지 못할 경우, 고령자가 먼 곳의 전문병원까지 가는 것은 힘드니 우선은 해당 **지역 내 개업 의사에게 상담하는 것**이 현실적 선택이겠습니다. 물론 전문의가 아니라도 '치매가 의심된다'라는 판단은 가능하므로 그 의사가 보기에 치매 가능성이 농후하다면 믿을 수 있는 '건망증' 외래나 노년과, 신경내과 등을 소개해 줄 것입니다.

치매는 서서히 진행되니
처음부터 오버하지 말자

"치매는 서서히 진행한다"라고 했지만, 반대로 생각해 보면 그만큼 간병(개호) 기간이 길어진다는 의미입니다. 10년 이상 될 수도 있습니다.

　바로 이것이 암 환자 재택 개호와는 다른 점인데요. 처음부터 간병에 힘을 너무 쓰면 머지않아 긴장의 끈이 끊어져 버리기 쉽습니다.

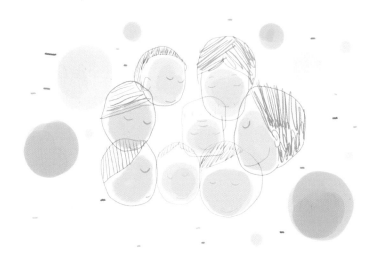

그래서 가족들이 치매 환자 간병에 임할 때, 꼭 염두에 두어야 할 것은 **"너무 힘쓰지 말자"** 그리고 **"완벽하지 않아도 괜찮아"**라는 것입니다. 치매 간병은 쉬엄쉬엄하는 것입니다. 가야 할 길이 먼 "마라톤 같은 간병"이니까, 페이스를 조절하고 또 물 마실 곳도 있어야 하니까요.

또한 "부모의 간병은 자식들의 책임"이라는 생각을 지나치게 하지 않아도 됩니다. "○○를 해야 해"라는 획일적 생각에 사로잡히면 육아가 실패하듯 간병도 실패하게 됩니다. 좀더 홀가분하게 생각합시다.

최근에는 정부의 개호 서비스가 예전에 비해 아주 좋아졌습니다. "다른 사람에게 맡길 수 없다"라는 생각은 버리고 '데이케어(daycare：service)'*나 '단기 스테이(stay)형' 등 이용 가능한 개호 서비스를 계속 이용해 봅시다. 사실 부모님들이 그럴려고 개호 보험료를 내왔으니까요.

힘들 때는 동네마다 하나씩 있는 '지역 포괄 지원센터'를 찾아가서 케어 매니저들 같은 전문가들로부터 지혜를 빌려봅니다. 간병 부담을 낮출 방법을 항상 생각하는 것이 결과적으로는 보다 나은 간병을 계속할 수 있게 해주니까요.

한편 치매는 특히나 증상의 폭이 넓은 병입니다. 앞으로 어떤 속도로 진행하며, **어떤 문제 증상들이 나올 것인지는 하나님만 알고 계십니다.**

그러니 "점점 더 나빠지면 어떡하지" "배회를 시작하면 어떻게 해야 하나" 같은 걱정을 너무 앞서할 필요가 없습니다. 사람이 맥이 빠지면 그런 '예측불안(豫測不安)'을 하는 경향이 심해지는데, 치매 간병에는 앞으로 무슨 일이 일어날지 의사조차 예측할 수 없습니다. "그때 가서 생각하면 된다" "문제 행동을 일으키면, 그때 대책을 찾아보자" 기본적으로 이렇게 생각하는 것이 좋겠습니다.

앞으로 일어날 일까지 걱정하면 가족들마저 우울증에 걸릴 수 있으니까요.

---

*데이케어 또는 데이서비스(daycare:service) | 낮에는 병원에 입원하여 치료를 받고 밤에만 집에 돌아가 생활하는 치료 방법. 정신과에서 주로 이용하던 방법이었으나 최근에는 다양한 분야에 이용하고 있다.

치매의 벽

최근의 기억부터
사라진다

그러면 지금부터는 치매가 되면 어떤 증상이 생기는지 상세히 살펴보겠습니다.

치매 증상은 '핵심 증상'과 거기서 파생한 '주변 증상'으로 나누어집니다.

처음부터 전문 용어를 사용해서 죄송합니다만 지금부터 등장하는 용어들은 주치의도 똑같이 얘기할 수 있으니, 머릿속에 넣어두시는 것이 좋겠습니다.

두 가지 증상 중 '핵심 증상'은 치매 환자 거의 모두에서 나타나는 증상인데, 크게 4가지로 나누어집니다.

첫 번째 증상은 역시 '기억 장애(記憶障礙)'입니다. 단기 기억(短期記憶 : 직전 또는 최근 기억한 것)부터 잃어버리기 시작해 점차 장기 기억(長期記憶 : 오랜 세월 기억하고 있던 것)을 잃어갑니다.

두 번째 증상은 '실행(失行)' 즉 행동하는 방법을 잃는 것인데요. 이는 지금까지 늘 해왔던 '동작이나 행동을 할 수 없게 되는 것'으로 예를 들면 **갑자기 옷 입는 방법을 모르게 된다든지, 가전제품을 사용할 수 없게 되는 것들**을 말합니다.

세 번째 증상은 '실언(失言)'입니다. 이는 다른 사람의 말을 전혀 이해할 수 없게 되거나 또한 자신이 말을 할 수 없게 되는 것으로 사람의 이름이나 사물의 이름을 모르게 되는 것을 포함합니다.

그리고 네 번째 증상은 '실인(失認)'입니다. 이는 눈앞에 있는 것이 무엇인지 모르게 되는 상태를 말합니다.

이처럼 '失(실)○'이라는 형태의 단어가 계속됩니다만, 의학 용어로 이 '실(失)'은 '능력을 잃는' 상태를 의미합니다.

그 밖에 '실행 기능 장애(實行機能障礙: 사물을 실행하는 순서 절차를 생각하지 못하는 장애)' 그리고 '지남력 장애(指南力

障礙: 지금이 몇 시인지, 지금 있는 곳이 어디인지 모르는 상태)'도 핵심 증상에 포함됩니다.

다만 초기에는 기억 장애만 있는 경우도 드물지 않습니다. 안타깝게도 이들 핵심 증상은 지금의 의학으로써는 근본적인 치료가 불가능한데요. 약을 투여해도 진행을 다소 늦춰주는 정도뿐입니다.

예를 들면, 현재 알츠하이머형 치매의 경우 치료 약으로 아리셉트[Donepezil]*라는 약이 흔히 사용되는데, 이 약은 뇌 속의 신경 전달 물질(神經傳達物質)의 일종인 아세틸콜린의 농도를 높여줌으로써 증상 진행을 다소 늦춰주는 효과는 있지만 이미 발생한 핵심 증상을 치료하거나 원래 수준으로 되돌리지는 못합니다.

---

*도노페질(Donepezil)ㅣ콜린에스테라아제를 억제하여 아세틸콜린의 작용을 강화함으로써 약리 작용을 나타내는 약물. 알츠하이머형 치매 증상의 치료와 뇌혈관 질환을 동반하는 혈관성 치매 증상의 개선에 사용. 아리셉트(Aricept)라는 상품명으로 시판.

가족을 힘들게 하는 '문제 행동'을
줄이기 위한 기초적 지식

그러면 이야기를 확대하여 '주변 증상'으로 옮겨 보겠습니다. 이는 이름 그대로 핵심 증상에 수반하는 '주변적 증상'으로 배회하거나 대소변 실금 등 가족들을 힘들게 하는 '문제 행동'들이 여기에 해당합니다. 최근에는 BPSD(Behavioral and psychological⟨physiological⟩ symptoms of Dementia: 치매의 행동 심리 증상)라고 부르기도 합니다.

여기서 한 가지 강조해두고 싶은 것은 핵심 증상 자체의 치료는 힘들어도 **'주변 증상'은 가족과 의사가 적절히 대응한다면 치료될 가능성이 꽤 높다는 것입니다.** 즉, 적절한 약을 복용하고 주위 사람들이 잘 대해줘서 정신적 불안을 없애준다면 '문제 행동'은 치료될 수 있습니다.

주변 증상은 '행동 증상'과 '심리 증상'으로 다시 나누어지는데, 가족을 힘들게 하는 문제 행동은 대체로 '행동 증상'에 포함됩니다. 대표적인 '행동 증상'을 살펴보면 다음의 4가지를 들 수 있습니다.

○ 폭언·폭행 ─ 흥분해서 큰소리를 내고 가족·주변 사람들에게
손찌검한다.

○ 배회 ─ 목적 없이 걸어서 돌아다닌다. 밖으로 나가려고 한다.

○ 개호 저항 ─ 목욕, 옷 갈아입기를 싫어하고 간병인에게 저항
한다.

○ 음식 섭취 행동 이상 ─ 먹을 수 없는 것을 먹으려고 한다.
먹기 시작하면 멈추지 않는다.

모든 가족과 간병인을 매우 힘들게 하는 증상들입니다.

한편 '심리 증상'은 환자의 정신 상태, 감정 상태를 나타내
는 것으로 다음과 같이 5가지로 나눌 수 있습니다.

○ 우울증 ─ 기분이 나빠지고 의욕이 생기지 않는다.

○ 자발성의 저하(apathy) ─ 의욕이 떨어지고 하루 종일 멍해
있다.

○ 불안·초조 ─ 차분하지 못하고 안절부절한다.

○ 망상 ─ 돈이나 물건을 도둑맞았다는 망상에 사로잡혀 있다.

○ 환각 ─ 현실에 없는 것을 보거나 들었다고 말하기 시작한다.

간병 전문가들이 환자에게 친절한 것은
그래야 덜 힘들다는 것을 알기 때문

이들 증상별 대응에 들어가기 전에 우선 치매 환자의 개호에 대해 전체적 밑바탕이 되는 지식에 대해 알아보겠습니다.

그것은 환자에 대해 '기분을 맞춰 준다'라는 생각으로 임하는 것입니다. 때로는 주의를 주기도 하고, 지적도 하며, 가볍게 나무라는 것 정도는 괜찮지만 **심하게 혼내거나 거친 말을 해서는 안 됩니다.**

상대는 그 자리에서 납득했다고 해도 조금만 지나면 야단맞은 것에 대한 본질은 기억하지 못한 채 그때의 감정과 감각만 그대로 남아있습니다. 그래서 간병인의 말투가 심하기라도 하면 환자에게는 그 말을 들었을 때의 '불쾌감'만 남게 됩니다. 즉 "뭔가 기분 나쁜 얘기를 들었다"라는 감각만 남아서 이것이 주변 증상(문제 행동)을 일으키게 됩니다.

치매 환자의 간병이 익숙지 않을 동안은 그야말로 '화가 치밀고 열 받는 일들의 연속'입니다. 그래도 크게 야단치지 않고 심한 말도 하지 않으며, 점원이 '진상 손님'을 응대하는 기분으로 임하면 결과적으로 개호를 즐겁게 할 수 있습니다.

개호 복지사들과 같은 전문 간병인이 환자에게 '친절'한 것도 그것이 가장 좋은 상책이라고 알고 있기 때문입니다. '부모의 간병'은 '자녀 교육'과는 완전히 다릅니다.

상대는 '환자'이기 때문에 나무란다고 해봤자 어떻게도 되지 않습니다. **야단맞으면 관계성만 나빠져** 문제 행동을 더욱 유발할 뿐입니다.

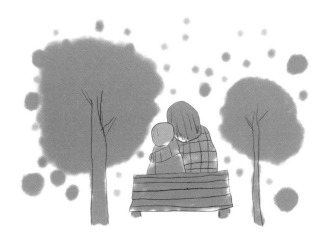

그런데 혹시 알아채셨는지 모르겠습니다만, 제가 위의 문장들을 쓸 때 일부러 단어들을 선별해서 쓰지 않았는데요. 만일 단어들을 선택해서 부드럽게 썼다면 "치매 환자에게는 애정을 가지고 친절하게 대하고 마음 편히 여생을 보낼 수 있도록 도와주었으면 합니다"라고 썼겠지만 그래서는 개호의 진실을 전할 수 없다고 생각해 의도적으로 심한 단어들로 쓴 것입니다.

아무튼 환자에 대해서는 "지금 당장은 기쁘게 해주자" "화를 내지 않게 하자"라는 태도로 대하면 문제 행동을 쉽게 일으키지 않게 됩니다. 즉 화내지 말고, 야단치지 않으며, 부정하지 말고 **상대의 자존심에 상처를 주지 않으며, 웃는 얼굴로 대하면서 안심시켜주는 것입니다.**

그러면 초기·중기 환자가 어떤 심리 상태에 있는지 설명해보겠습니다. 물론 개인차가 매우 큰 내용이므로 '일반적으로 이런 경향이 있다'라는 전제로 읽어주시면 감사하겠습니다.

인정하고 싶지 않다
알려지고 싶지 않다
도움받고 싶지 않다

초기·중기 치매 환자 중에는 본인이 치매가 시작되고 있다는 것을 알아채지 못하는 사람도 있지만, 대다수는 정도의 차이는 있어도 불안, 답답함 그리고 고통을 느끼고 있습니다.

우선 초기 단계에는 '기억할 수 없게 된 것'에 불안을 느낍니다. "나는 건망증 따위는 없어" "치매 아니야"라고 생각하는(=생각하고 싶은) 반면, "어쩐지, 이상한데"라는 자각 증상이 없지도 않습니다.

그러나 역시 그 사실을 "인정하고 싶지 않아"라는 **모순된 감정을 초기 환자들은 가지고 있습니다.**

그리고 가능하면 자신이 '이상해진 것'을 다른 사람에게 들키고 싶지 않아 하고 의사의 문진에 대답할 때도 '얼버무리는 행동'이 나타납니다.

기억력 쇠퇴가 서서히 진행되어 중기에 이르면 예전에는

늘 할 수 있었던 것들을 할 수 없게 되는─핵심 증상의 하나
인─'실행(失行: 행동 능력 상실)'이 나타나게 됩니다.

그러나 이 단계에서도 본인 스스로는 인정하고 싶지 않고,
다른 사람에게 알려지고 싶지 않으며, 도움을 받고 싶지도 않
습니다.

특히 **책임감이 강한 사람**일수록 "주위에 민폐를 끼칠 수는
없다" "남에게 약점을 보이고 싶지 않아"라고 생각하는데요.
그런 의식이 강할수록 기분이 점점 더 나빠지고 풀이 죽어갑
니다.

물론 초기·중기에 관계없이 건망증이나 실수를 저질러 남
에게 책망받거나 야단맞으면 분하기도 하고 슬프기도 하며
화도 납니다. 그래서 주위로부터 치매 취급을 받을 때 자존심
에 상처를 받아 자기 방어 본능(自己防禦本能) 차원에서 자
신의 실수를 남 탓으로 돌리거나 거꾸로 화를 내는 등 문제
행동들이 나옵니다. "나는 아무렇지도 않은데 식구들이 왜
안절부절못하고 저렇게 화를 내지?" "그래? 그런 식으로 나
온다면 나도 참을 수 없지"라며 오히려 자신을 피해자로 생

각해 주위에 공격적으로 변하게 됩니다. 게다가 그런 감정을 말로 잘 표현할 수 없기 때문에 폭언이나 폭력적인 행동으로까지 이어집니다.

이처럼, 초기·중기 환자는 정도의 차, 개인의 차가 있고, 불안과 불만, 초조와 갈등 그리고 모순된 여러 가지 감정 속에서 살고 있습니다. 그중에는 건강했을 때보다도 치매가 된 이후에 여러 가지에 대해 더욱 민감하게 된 사람들도 있습니다.

따라서 가족 또는 주위 사람들이 환자를 대할 때는 환자가 힘들어하고 고통스럽고 싫어하거나 **불쾌한 감정을 갖지 않도록 하는 것이 중요**합니다.

환자의 건망증이나 실수들에 대해 심하게 대하면 대할수록 환자를 낙담시키고 불안 초조감이 들게 합니다. 그런 스트레스 가득 찬 환경, 그러니까 '항상 야단맞는 상태'에 놓이게 되면 치매 진행을 앞당기고 문제 행동들의 악화로 이어집니다.

가령 엄하게 혼내면 이것이 트라우마가 되어 환자는 "또 혼날지도 모르겠네" → "여기서 도망가고 싶다"라고 생각해 그것이 배회로 이어지면 간병은 점점 더 힘들어집니다.

치매 환자는 일부러 게으름 피우거나, 잊어먹거나, 할 수 없는 척을 하는 것이 아닙니다. 본인이 노력한다고 해결될 문제는 더더욱 아닙니다.

치매는 단순한 노화가 아니라 질병이라는 것을 가족들이 머릿속에 기억해 둘 필요가 있습니다.

그리고 환자에게는 안심할 수 있도록 상냥한 말을 계속 건네줘야 합니다. "괜찮아요" "힘드시겠어요" "큰일이네요"와 같이 항상 공감하는 말을 해주고 환자들이 '즐겁고' '기쁘고' '좋아하는' 긍정적인 감정을 가질 수 있도록 해야 합니다.

또한 환자가 **무언가를 해냈을 때는 그 즉시 칭찬을 해줍니다.** 그러면 환자는 불안이 없어지고 의욕이 높아집니다. 환자가 즐거워하고 자신감을 되찾으면, 치매의 진행을 늦출 수 있습니다.

그러면 문제 행동 때문에 힘들어할 일도 적어지고 간병도 수월해집니다.

부모, 자식 모두 불행해지지
않기 위한 '대화 방법'

그러면 여기서부터는 가족들을 힘들게 하는 개별적인 '문제 증상'들에 대해 어떻게 대처할 것인지, 특히 어떤 '말'을 할 것인지 그런 점들을 중심으로 구체적으로 살펴보겠습니다. 다음의 굵게 표시한 문장속에 '×'는 부적절한 표현, '○'는 간병을 수월하게 해주는 좋은 표현을 말합니다.

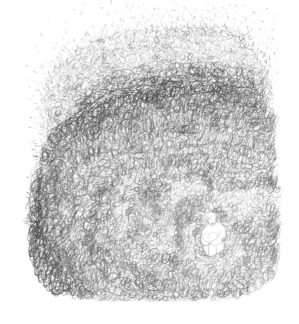

'도둑맞았다'고 말하기 시작할 때 무슨 말을 해야 하나?

✗ 무슨 말을 하는 거야, 누가 훔쳤다고 그래요!
○ 같이 찾아볼까요?

우선 치매 환자가 가진 전형적인 망상인 '도둑맞았다는 망상'에 어떻게 대처해야 할 것인가입니다. 치매 환자는 툭하면 "돈이 없어졌다" "통장이 사라졌다" "잔고가 모르는 사이에 줄어들었다" "아끼던 반지가 없어졌다"라며, 본인의 돈이나 물건이 없어졌다는 소동을 일으키는 경우가 많습니다.

그러고는 "네가 훔쳤지?"라며, 며느리에게 윽박지르기도 하고 "도우미가 훔쳐 갔다"라며, 도우미 방문을 중단시켜버리는 일도 흔히 일어납니다.

환자가 그런 말을 하기 시작하는 것은 '성격의 첨예화(尖銳化)'와 관계가 있습니다. 즉 치매가 발생하면 원래 의심이 깊었던 사람은 의심이 더욱 깊어지고, **질투가 심한 사람은 질투심이 더욱 커지는 현상**이 일어납니다.

'도둑맞았다는 망상'이 심한 사람은 원래부터 돈이나 물건에 집착이 강했던 사람이라고 할 수 있습니다. 뇌가 건강한 상태일 때는 그런 집착을 이성(理性)이 억제하고 있어서 말이나 행동으로 나타나지 않습니다. 하지만 **치매가 생기면 이성에 의한 억제력이 약해져 집착이 겉으로 드러납니다.**

또한 '자신의 능력이 떨어졌다'라는 자각 증상이 있는 사람은 그런 불안 때문에 돈에 대한 집착이 더 강해지는 경우도 있습니다. "난 돈을 가지고 있어"라는 것이 얼마간 불안을 완화시켜 주고 있었는데, 그 돈이 없어지게 되면(눈에 띄지 않으면) 극단적인 불안에 빠져 버립니다.

물론 그런 도둑맞은 망상의 근본적인 원인은 인지 기능의 저하입니다. 뇌가 건강하게 기능하고 있을 때라면 장롱에 넣어둔 돈이 보이지 않으면 "내가 썼었나?" "어디 딴 데다 뒀었나?"라며 자신의 기억을 더듬게 되는데, 대개의 경우 착각한 것임을 알아차리게 됩니다. 그러나 치매 환자는 이러한 '자기 검증 능력'이 약해져 성급하게 남 탓을 해버립니다.

또한 치매 환자의 뇌는 '자존심을 유지하고 있기 때문에' 망상을 만들어 내는 경우도 있습니다. 즉, '도둑맞았다는 망상'에 대해서도 본인은 '난 정신 똑바로 차리고 있었으니, 내가 지갑을 잃을 리가 없어'라고 생각하고 있습니다. 그래서 '내가 잃어버릴 리는 절대 없으니 누가 훔쳐 간 것이 틀림없어'라고 생각해 '지갑이 있다는 것을 아는 사람은?' → '그래 맞아 그렇지, 며느리네'라며, 망상을 부풀려 갑니다.

그런 것들로 환자가 소동 피우기를 시작할 때 "뭔 소리를 하고 있어요?" "누가 훔쳤다고 그래!" "왜 그런 거짓말을 하냐고!"라며, 감정적으로 말을 받아치면 부질없는 말싸움만 일으키게 될 뿐입니다. 환자는 욱해서 "애미를 거짓말쟁이 취급하는 거야!" "내가 바본 줄 알아?"라며, 격하게 화를 내고 **망상과 문제 행동을 더욱 심하게** 만들 수 있습니다.

좋은 대처법은 상대의 주장을 부정도 긍정도 하지 않고 환자의 불만·불안에 가까이 다가가 주는 방법입니다. 가령 '돈을 도둑맞았다'라고 할 때는 "함께 찾아볼까요" 하면서 온화하게 대응하고 짐작 가는 장소를 찾아보는 것도 좋겠습니다.

그리고 가족 등 간병인이 먼저 찾았을 때에도 "여기 있네요"라고 하지 말고 환자가 알아챌 수 있는 곳에 두어 본인이 직접 찾게 하는 것이 좋은 방법입니다. "여기에 있네요"라고 하면 환자는 "흥, 훔쳤던 걸 다시 꺼내 놓은 게 분명해"라고 생각하기 때문입니다.

그런 뒤 "찾아서 다행이네요. 잘 기억하고 있어서 찾았네요"라고 말하며, 환자의 자존심을 세워줍니다.

'그래 가지고는 너무 응석받이가 되는 거 아닌가?'라고 생각할지도 모르겠습니다만 치매 개호는 교육이 아닙니다. 치

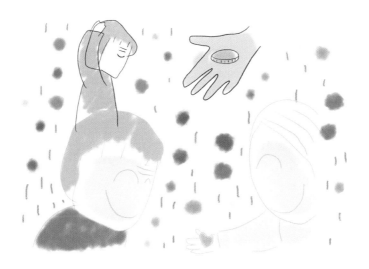

매 환자와 언쟁이 되기 쉬운 상황에서는 아무튼 정면으로 맞서 부정하는 것은 금물입니다.

즉, 같이 씨름판에서 싸우지 말고 요령 있게 '살짝 받아 넘기는' 방법을 생각해야 합니다. 다행이라고 해야 할지 모르겠지만 치매 환자의 기억은 오래 계속되지 않으니, 그 자리에서 만족시켜주는 것이 좋은 대응 요령입니다. 지금 당장 화를 내지 않게 하는 것이 문제 증상을 막기 위해서도 **가족과 간병인의 부담을 줄이기 위해서라도 중요합니다**.

그리고 '도둑맞았다는 망상'을 심하게 하지 않도록 하기 위해서는 메모를 활용할 수 있습니다. '예금 통장은 장롱 두 번째 칸에' '연금 잔액은 책상 서랍 속에'처럼 메모해서 적어두었다가 망상이 생겼을 때 그 메모를 보고 기억을 해내면 망상 증상을 완화시킬 수 있습니다.

또한 증상이 심할 때는 의사와 상담해 약을 잘 사용하면 증상을 완화시킬 수 있고 단기간 시설에 입소하여 효과를 보는 경우도 있습니다.

집에 있으면서 "집에 가겠다"고
말하기 시작할 때는?

✗ 무슨 소리를 하는 거예요. 여기가 집이 잖아요!
○ 그럼 집까지 배웅해줄게요

　앞서 얘기했듯이 치매 환자 중에 '배회(徘徊)'하는 사람은 극히 일부입니다. 치매 초기에 집으로 돌아가는 길을 모르게 되어 길을 잃는 사람들이 많아서 '배회'하는 사람이 많은 듯한 인상이 있는 것인데요.

　특히 환자를 자식의 집으로 모셔와 동거하고 있거나 집 가까이 살게 하는 경우 환자는 새로 이사 와 살고 있는 지역의 지리를 이해하기 어렵기 때문에 길을 잃게 되는 경우가 많습니다. 또는 "모르는 집에 있기 싫다"라는 기분이 들어 "내 집으로 돌아가야지"라고 생각해 그것이 곧 '배회'로 이어지는 경우도 있습니다. 그리고 시간과 공간을 이해할 수 없어 (Disoriemtation : 지남력상실) 집에 있어도 집이 아니라고 생각하는 경우도 종종 일어납니다.

그렇기 때문에 '배회'를 예방하기 위해서는 본인이 안정될 수 있는 장소, 안심하고 살 수 있는 장소를 제공하는 것이 중요합니다.

또한 치매 환자는 집에 있으면서도 "집으로 돌아가겠다"라고 말하기 시작하는 경우가 있는데, 이는 특히 저녁 무렵에 나타나기 쉬운 증상입니다. 원래 **치매 환자는 저녁 무렵이 되면 불안정해지는 경우**가 많은데, '해질녘 증후군'이라는 말이 있을 정도입니다.

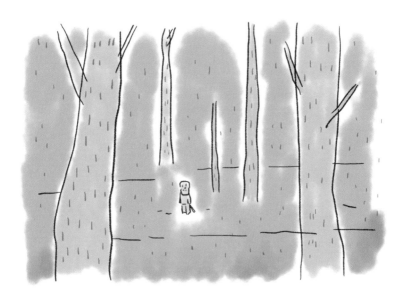

치매의 벽

환자가 "집에 가겠다"라고 말하기 시작할 때 "무슨 소리야 여기가 집이잖아요!"라고 언성을 높이면 환자는 더욱 불안해 합니다.

현명한 방법은 "그럼 집까지 배웅해줄게요"라고 하면서 일단 집밖으로 함께 나가는 겁니다. 그리고 주변을 한 바퀴 돌고 나서 집 앞까지 되돌아온 뒤 "자 도착했네요"라고 하면 됩니다. 그리고 문을 열면 많은 환자들이 순순히 "다녀왔어요"라며 안으로 들어갑니다.

혹은 "집에 가겠다"라고 말을 꺼낼 때 "이제 곧 데리러 올 거니까 그때까지 차라도 마시며 기다리죠"라며 잠시 시간을 벌어두는 것도 좋습니다.

좋아하는 과자를 건네주며 "돌아갈 준비를 하고 있으니, 이 과자 먹으면서 기다리고 있어요"라고 말하면 환자는 "그럼 좀 기다려야겠네"라고 생각하며 맛있는 과자를 입안 가득히 넣고는 편안한 기분이 되어 "집에 간다"라고 했던 자신의 말을 잊어버리는 경우가 많습니다.

배설 문제를 일으키면서도
기저귀를 하지 않으려 할 때는?

✕ 옷에 계속 싸면서 왜 기저귀를 안 차겠다는 거예요!
○ 기저귀를 하면 안심하고 외출할 수 있어요

　요즘 주목받고 있는 행동경제학에 '넛지(Nudge)'라는 용어가 있습니다. 이것은 '주의를 끌기 위해 팔꿈치로 슬쩍 찌른다'라는 의미인데, 행동경제학에서는 **작은 아이디어로 사람이 행동하도록 하는 방법**을 말합니다.

　사람을 '넛지'하는 데는 여러 방법이 있습니다만 '말'을 거는 방법도 그 하나입니다. 가령 길 안내를 할 때 "이쪽 길로 지나가 주세요"라고 하는 것보다는 "이쪽이 지름길이니 이용해 주세요"라고 하면 상대가 '명령받았다'라는 생각을 하지 않게 하면서도 자연스럽게 길 안내를 할 수 있다―는 것을 말합니다.

　필자는 이런 '넛지' 사고방식을 치매 개호에도 응용할 수 있다고 생각하는데요. 가령, 치매 환자에게 기저귀를 채우고 싶을 때는 앞의 'o'처럼 "기저귀를 차면 안심하고 외출할 수 있어요"라고 말하면 어떨까요? '×'처럼 말해서 상대의 자존심에 상처를 주고 반발심만 불러일으키는 것에 비하면 상대에게도 이익이 되니 유도하기 훨씬 수월합니다.

 사실 치매 환자만이 아니라 **나이가 들면 방광과 항문의 괄약근이 약**해져 대소변 실금을 하기 쉽습니다. 더구나 갑자기 화장실은 가고 싶은데, 보행 능력이 떨어져서 화장실에 제때 못들어가는 경우도 있죠. 치매 환자의 경우 화장실 위치를 알

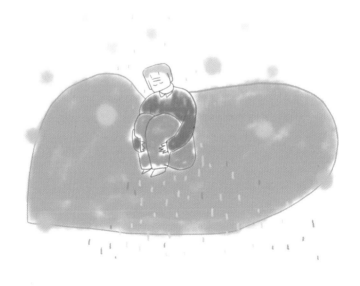

수 없게 되어 실금해 버리는 경우도 있습니다.

이렇게 배설을 둘러싼 문제는 기저귀 착용이 하나의 해결책일 것인데요. 한 번 실금했다고 해서 당장 기저귀를 차게 하는 건 성급할 수도 있으나 실수가 여러 번 반복되면 기저귀 사용을 생각해 볼 수 있겠습니다.

다만, 고령자에게도 자존심은 있으니까 기저귀를 순순히 받아들이는 사람은 드문 편입니다. 착용하기 싫어하는 부모에게 '어떻게 하면 기저귀를 차게 할 수 있을까?'는 자녀들에게 매우 큰 과제입니다.

그럴 때 "몇 번이나 옷에다 싸니까!"라고 '×'처럼 말하는 것은 금물입니다. 여기에서는 넛지 이론을 응용해서 '○'처럼 말해서 유도한 뒤 "한 번 시험 삼아 해봐요"라고 '시험 삼아'를 강조해 한 번 경험할 수 있게 해보는 것도 좋겠습니다.

그렇게 해서 기저귀를 채워주게 되면 배설물로 고통받는 일이 적어지고 이후의 개호도 정신적으로 매우 편해질 것입니다.

금방 식사했는데
"밥 줘"라고 할 때는?

✕ 좀 전에 먹었잖아요!
○ 차라도 마시면서 조금 기다려 주세요

치매 환자는 좀 전에 식사했는데도 "저녁 식사 준비 아직 안 됐어?"라고 말하기 시작합니다. 이런 때 "금방 먹었잖아요"라고 말해도 환자는 의아한 표정을 지을 뿐입니다. 오히려 "밥 먹지도 않았는데, 왜 심술부리는 거야"라며 슬퍼하기도 하고 반발하기도 합니다.

이럴 때는 "차 한잔하며 좀 기다려 주세요"라고 하면서 좋아하는 과자와 차를 내주면 환자는 "그럴까. 그럼 기다릴게"라며 차를 마시면서 자기가 식사를 기다리고 있는 것을 잊어버리는 경우가 많습니다.

몇 차례 계속 그럴 때는 조금 먹게 해보는 것도 괜찮은데요. 사실 바로 조금 전에 식사를 했기 때문에 그다지 먹지도 않고서는 "이제 됐어"라고 할 겁니다.

이렇게 음식을 조금씩 주면 과식하는 건 아닌지 걱정하는 사람도 있겠지만, **고령자의 경우 좀 과식하는 편이 좋습니다.** 고령이 되면 아무래도 먹는 양이 줄어들어 저(低) 영양 상태가 되기 쉽고 그러면 근력 저하로 넘어지거나 골절상을 당해 병석에 드러누울 위험이 큽니다.

게다가 고령자에게는 먹는 것이 큰 즐거움이라 먹고 싶은데 먹을 수 없으면 그 스트레스 때문에 더욱 정서 불안이 되고, 문제 행동을 일으킬 수도 있습니다.

한편, 저녁 식사 후 곧바로 "저녁 안 먹어?"라고 여러 차례 물어오는 등 증상이 심해질 때는 식사 후 식기를 한동안 치우지 말고 식탁 위에 놓아두면 됩니다. 그래서 "밥은?" 하고 물어올 때 식탁 위를 가리키면 환자는 "아 그렇지 아까 먹었네"라고 알아차리는 경우가 많습니다.

같은 것만 계속 사올 때는?

✕ 이건 아니잖아요. 같은 것만 계속 사오고!
○ 잘 확인하고 나서 사러 가는게 좋겠어요

치매가 되면 외출할 때마다 같은 것을 사오는 사람이 있는데요. 가령 **같은 과자만 계속 사오다 보니 서랍이 과자로 가득차 버리는 경우**입니다. 누가 봐도 확실히 알 수 있을 만큼의 많은 양이라 이 증상을 계기로 가족들이 부모의 치매를 눈치채는 경우도 있습니다.

치매 환자가 특정 물건만 사는 것은 과거에 그것에 대해 집착한 경험이 있는 경우가 많습니다.

즉 과거의 체험에 근거한 집착이 치매의 진행과 함께 겉으로 드러나게 되는 것이죠.

또한 이 주변 증상은 '자기애를 충분히 만족시키지 못한' 환자에게 많이 나타나는 것으로도 보입니다. 즉 가게에 물건을 사러 가면 아무래도 점원이 잘 대해주니까 다소 자기애가 충족되는 것이죠. 가게는 그렇게 기분이 좋은 곳이니 자꾸 물건을 사러 가게 됩니다.

그래서 "같은 것만 자꾸 사오면 낭비잖아요!"라고 뭐라 해 봤자 아무 소용이 없습니다. 부질없는 말싸움만 시작되고 환자 자존심에 상처만 줘 증상이 악화되고 가족과 간병인의 부담이 증가하는 결과밖에 없습니다.

그러니 감정적으로 질책하지 말고 "잘 확인하고 나서 사러 가는 게 좋겠네요" 이렇게 상냥한 말을 건네는 겁니다.

그리고 치매가 되면 같은 물건을 반복해서 사는 증상뿐만 아니라 필요하지도 않은 것을 계속 구입해 버리는 사람도 있는데요. 이는 성격이 첨예화(尖銳化)되기 때문입니다.

그러니까 원래부터 쇼핑을 좋아한 사람이 인지 기능이 약해져서 자제력이 없어졌다고 보면 되겠습니다. **상당히 어려울 수도 있겠지만** 단골 가게가 있는 경우라면 가게 주인과 상담해 보는 것도 방법이겠습니다.

같은 말만 계속 반복할 때는?

✕ 또 그 얘기야?

〇 그래서 어떻게 됐어요?

치매 환자는 같은 얘기를 몇 번씩 아니 수십 번도 반복합니다. 그럴 때 "또 그 얘기야?"라며 **진저리난다는 얼굴을 하는 것은 금물**입니다.

치매 환자와 대화할 때는 설령 몇 번씩 들었던 얘기라 해도 '대화를 이끌어내는 것'이 중요합니다. "그 얘기는 처음 듣는데" "그래서 어떻게 됐어요?"라며 환자의 기억을 끌어내듯이 맞장구를 쳐주면 기억을 상기시켜 줄 수 있습니다.

또한 환자의 뇌기능 저하를 막아주고 치매 진행을 조금이라도 늦춰줄 수도 있습니다.

이렇게 과거를 생각해 내서 옛날 얘기하는 것을 '상기 요법' 또는 '회상 요법'이라고 하는데 이는 정신 요법의 하나이기도 합니다.

또한 치매 환자 중에는 같은 것을 몇 번이고 '질문'하는 사람도 있습니다.

가령 대중교통 시간이 걱정되기 시작하면 "버스는 몇 시에 와?"를 계속 물어봅니다. 특히 뭔가 불안한 것이 있을 때 몇 번이고 같은 것을 물어봅니다.

그럴 때 "아까도 물어봤잖아요!"라고 해봤자, 환자는 자기가 몇 번씩 물어본 기억 자체가 없기 때문에 상대에게 왜 그런 말을 들어야 하는지 이해할 수가 없습니다.

환자는 매번 처음으로 물어본다고 알고 있으니까요.

그럴 때는 메모해서 건네주는 겁니다. 그래도 계속 물어보면 건네준 메모를 가리키며 "좀 전에 메모해서 줬어요"라고 하면 질문도 불안도 가라앉습니다.

치매의 벽

알 수 없는 말을 고집스럽게
말하기 시작할 때는?

✕ 바보 같은 소리하지 말고 이제 됐으니까,
　 그만 입 다물어요?

○ 기분은 알겠지만 ○○라고 생각할 수도
　 있지 않을까요?

　치매 환자는 앞뒤가 안 맞는 말이나 틀린 말을 하기 시작하는데요. 그럴 때 "바보 같은 소리 하지 말아요" "됐으니까 잠자코 있어요"라며 처음부터 부정해 버리면 환자의 감정을 상

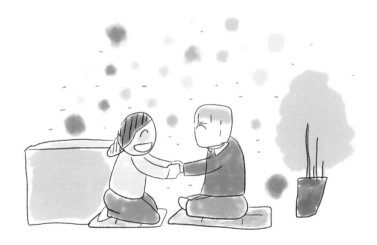

하게 해서 문제 행동을 유발시킬 수도 있습니다.

치매 환자를 논리적인 말로 이겨봤자 사태는 호전되지 않습니다. 'NO'를 연발하면 환자는 '바보 취급당하고 있다'라고 생각해 반발심만 커집니다. 환자가 틀린 말을 하며 대화에 끼어들 때도 "시끄러워요. 조용히 해요"라고 가로막을 것이 아니라, 우선은 "그렇네요"라며 긍정적으로 받아들이며 이야기를 '들어주고 있다'라는 자세를 보여주는 것이 가장 좋은 방법입니다.

그리고 나서 "기분은 알겠지만" 하면서 "○○라고 생각할 수도 있지 않을까요?"라고 부드럽게 설명하는 것이죠.

영어로는 'yes, but', 우리말로 하면 '응, 그런데'와 같은 호흡으로 하면 됩니다. 사실 가족이 아닌 사람에게 '바보 같은 소리 하지 마'라는 말을 하지 않죠. 상대가 친부모라면 심한 말을 할 수도 있지만, 치매 환자에게는 'yes, but'이라는 방식으로 상대의 자존심에 상처를 주지 않고 납득시킬 필요가 있습니다.

목욕하기 싫어할 때는?

✕ 목욕 좀 해요. 냄새나!
○ 목욕하면 기분 좋아져요

치매 환자 중에는 목욕하지 않으려는 사람이 있습니다. 그럴 때 '냄새가 난다'라고 야단쳐봤자 환자는 그저 멍하게 있을 겁니다.

치매가 되면 오감(五感) 중에서도 특히 후각이 많이 쇠퇴합니다. 그래서 환자는 자신의 몸에 **다소 냄새가 있어도 자신은**

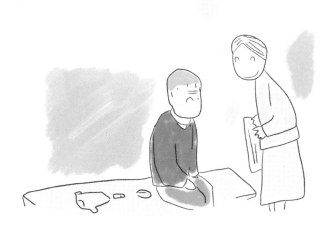

신경 쓰일 정도가 아니라고 생각해 버립니다.

사실 치매 환자가 목욕하기 싫어하는 가장 흔한 이유는 옷 갈아입기가 귀찮아서입니다. 옷 단추 채우는 방법을 잊어버리게 된 사람이나 옷 입는 순서를 알지 못하게 된 사람도 그렇습니다.

한편 비누나 샴푸, 타월 등 목욕에 필요한 것들이 목욕실 어디에 있는지 모르게 되어 목욕하고 싶지 않게 된 사람도 있습니다.

목욕탕의 타일이 미끄러운 것에 두려움을 느껴서 목욕이 싫어진 사람도 있습니다.

목욕에 대해서는 그런 물리적인 '문제'를 제거해 줌으로써 해결할 수도 있겠습니다.

낮과 밤 구별이 안되고,
한밤중에 깨서 나올 때는?

✕ 지금이 몇 신 줄 알아요!
〇 좀 일찍 일어났네요. 좀더 누워 있자구요

 치매 환자는 낮과 밤의 구별이 되지 않아 한밤중에 일어나서는 "언제까지 잘 거냐"라며 온 가족들을 깨우고 다닙니다.

 그럴 때 "지금이 몇 신 줄 알아요!"라고 큰소리 질러봤자 의미가 없습니다. 시계를 가리켜봐도 시계를 읽을 줄 모르게 된 사람도 있으니 효과는 기대할 수 없습니다.

 그보다도 **커튼을 열어서 깜깜한 바깥을 보여주는 편이 더 낫습니다.** 그러고는 "좀 일찍 일어났네요. 좀더 누워 있자고요"라며 침실로 데려오면 순순히 이불속에 다시 들어가는 경우가 많습니다.

 그리고 이렇게 일찍 잠이 깨는 증상이 계속될 때는 의사와 상담해서 가벼운 수면제 처방을 받으면 됩니다.

 최근의 수면제는 예전과 달리 매우 안전한데요. 약을 먹는 것을 마치 '반칙'이라도 하는 것처럼 생각하는 사람도 있지만, 본인이나 간병인이 편해질 수 있다면 약을 먹게 하는 것이 결코 나쁘지 않습니다. 다만 수면 유도제를 복용하고도 수면이 깊게 이루어지지 못해 계속 일찍 잠이 깨는 등 증상이 치료 안 되는 경우가 많은데, 그럴 때는 항(抗)우울증 약을 사용해 보는 것도 고려해 볼 만합니다.

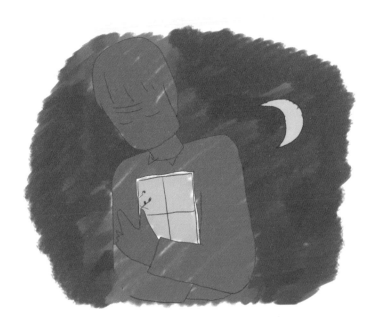

치매의 벽

데이 서비스에 가지 않으려 할 때는?

✗ 나도 힘드니까, 가라고요!

○ 무슨 일이든 시도해 보고 볼일이니까, 한 번 가보면 어
   떨까요?

매일 간병하기가 아무리 힘들어도 "나도 힘드니까, 데이 서
비스(Daycare, Service : 주간 요양 센터)에 가줘요"라고 말하는
것은 최악의 표현입니다.

환자는 '나를 귀찮은 놈 취급을 하다니'라며 화를 내기도 하
고 슬퍼지기도 합니다. '내가 그렇게 민폐인가'라고 생각해
낙담하는 사람도 있겠죠.

요령 있게 잘 표현하려면 "무슨 일이든 시도해 보고 볼일이
니까, 한 번 가보면 어떨까요?"라며 환자의 기분에 부담을 주
지 않도록 말하는 것인데요. "싫으면 계속 안 가도 돼요"라고
하면서 우선은 한 번만 가보자고 하면 환자도 기분이 풀어져
서 가줄 수도 있습니다.

'죽고 싶다'고 입버릇처럼 말할 때는?

✕ 또 시작했네. 좀 적당히 해요!
○ 뭐가 그렇게 슬퍼요. 얘기 좀 해봐요

이는 치매보다도 제3장에서 다룰 '노인성 우울증' 환자가 흔히 하는 말인데요.

치매 환자가 이 말을 할 때는 노인성 우울증이 함께 발생했을 가능성이 높다고 할 수 있습니다.

'죽고 싶다고 하고는 죽는 놈 못 봤다'고 말하는 사람도 있지만, 이는 크게 잘못된 생각입니다. 고령자의 자살률은 상당히 높고 그중에서 '죽고 싶다'고 말하는 사람의 자살 위험률은 매우 높습니다.

'죽고 싶다'고 말하는 사람의 90% 이상이 모두가 자살하지 않을지도 모르겠습니다만 확실한 것은, 그 말을 하지 않는 사람보다는 자살 확률이 훨씬 높습니다.

"빨리 죽고 싶다" "빨리 데리러 오면 좋을 텐데"라고 말하는 사람에게는 어떻게 대응해야 할까요? "또 시작했네. 좀 적당히 해요"라든가 "재수 없는 소리 그만 해요"처럼, 처음부터 부정하거나 야단쳐서는 안 됩니다. 환자는 "아무도 내 기분을 몰라주네"라며 마음을 닫아버리고 실제로 자살을 실행할 우려가 있습니다. '죽고 싶다'고 하는 사람에게는 "뭐가 그리 슬퍼요. 말 좀 해봐요"라고 하며, **좀 더 가까이 다가가는 자세를 보여주는 것**이 필요합니다.

특히 배우자를 상실하고 "남편에게 가고 싶다"며 풀이 죽어 있는 사람에게 "계속 그렇게 끙끙 앓고만 있으면 안 돼요"라고 얘기해 줘도 의미가 없습니다. 배우자 죽음과 같은 '대상 상실'은 노인성 우울증 발생의 큰 원인입니다. 환자가 '세상에 둘도 없는 소중한 것'을 잃었을 때는 우울증이 생기지 않도록 세심하게 관찰할 필요가 있습니다.

그런 관찰의 포인트로써 '잘 자고 있는지' '식욕이 떨어지지 않았는지' '멍하게 있는 시간이 늘어나지 않았는지' '기호나 취미에 극단적인 변화가 없는지'와 같은 4가지를 잘 지켜봐야 합니다.

이를 통해 눈에 보이는 변화가 생길 경우는 우울증 발생 염려가 있으니, 즉시 의사에게 보이는 것이 좋겠습니다.

그리고 "힘드시죠, 슬프시겠습니다. 그래도 앞으로는 좋은 일도 많을 겁니다" "기분은 잘 알겠습니다만 오래 살아 주십시오"라며, 상대의 비탄(悲嘆)한 마음에 한 발짝 더 다가가서 계속 공감을 표시해 주어야 합니다.

또한 고령자의 경우 '치매 진단받은 것' 자체가 우울증을 유발할 수도 있습니다. 그래서 "내가 노망이 들다니 빨리 죽고 싶다" "이제 더 살아 봐야 무슨 소용 있나" "너무 오래 살았어"라는 말을 입에 올리는 경우가 많아집니다. 이에 대해서도 "아직 정정하신데요"라며 가까이 다가서는 자세를 보여주는 것이 중요합니다.

또한 '죽고 싶다'고 확실히 말하지는 않더라도 '죽을 수는 없지'라든가, 의사에게 "선생님 고통스럽지 않게 죽게 해주세요"라며 '죽음'에 관한 말을 하는 빈도가 늘어날 때도 주의할 필요가 있습니다.

이런 말들은 사실 '죽고 싶다'는 말을 다르게 표현한 것이기

치매의 벽

때문에 옆에서 "죽지 않으면 좋겠습니다" "오래 살아 주셔서 기쁩니다"라는 말들을 계속 반복하며 오래 함께 있어 주었으면 좋겠다는 마음을 전달해 줄 필요가 있습니다.

이상 여러 가지 바람직한 치매 대응 방법에 대해 기술해 봤습니다만, 반드시 따라야 한다는 것은 아닙니다.

치매 환자는 개인차가 크니 한 번 해보시고 **반응이 안 좋으면 다른 방법을 시도해 보시기** 바랍니다.

또한 항상 이상적인 대응만을 하려고 하면 가족들의 몸만 힘들어 집니다.

때로는 감정적으로 대응을 해도 치매 환자는 기본적으로는 잊어 주게 됩니다. (=기억을 못합니다.)

때문에 너무 기를 써서 하지 말고 꾸준히 계속하는 모습으로 가능하면 환자의 기분을 잘 맞춰 줄 수 있다면 그걸로 충분하다고 하겠습니다.

말기 치매 환자의 눈에 비치는 세상은
과연 어떤 것일까?

이상과 같은 증상들을 지나면서 치매 환자는 이윽고 '말기'를 맞이합니다. 그때 환자는 어떤 감정 상태가 되는지에 대한 이야기로 이 장(章)을 마무리하고자 합니다.

치매에 대한 강연 등을 할 때 "말기 치매 환자에게도 감정이 남아 있는가요?"라는 질문을 자주 받습니다.

물론 말기 치매 환자에게도 감정은 남아 있습니다. 말기를 맞이하면서 기억력이 완전히 쇠퇴한 사람이라도 기쁨, 분노, 불안, 슬픔 등 희로애락(喜怒哀樂)의 감정은 모두 남아 있습니다. 칭찬을 받으면 기뻐하고, 야단을 맞으면 슬퍼지고, 욕을 들으면 화를 냅니다. 자녀들의 얼굴은 모두 알아보지 못하게 되고, 시간과 장소를 알 순 없어도, **인간다운 감정까지 없어지지는 않습니다.**

말기 환자가 하는 말과 행동의 하나로 '가짜 대화'라는 것이

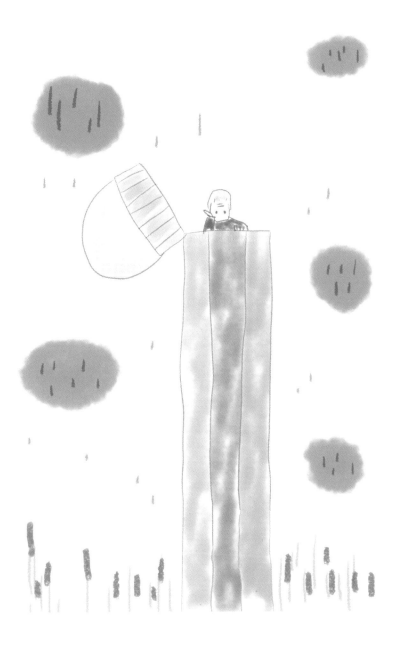

있습니다. 이처럼 말기 치매 환자끼리 마치 건강한 사람들이 잡담하는 것처럼 서로 고개를 끄떡여주며, 웃어가며 '대화'하는 현상입니다.

다만 건강한 사람들의 대화와 다른 점은 대화의 내용이 전혀 '서로 맞지 않다'는 것입니다. 각자가 불확실한 말로 자기가 하고 싶은 얘기를 자유롭게 하며, 그중에는 말도 되지 않는 말을 하고만 있는 환자도 있습니다.

그래도 '대화'는 계속 이어지고 모두들 싱글싱글 웃고 있는 것을 보면 충분히 '대화'를 즐기고 있는 듯합니다.

이런 '가짜 대화'는 기억력이 거의 없어지고 말이 이상할 지경이지만, 좋고 나쁨에 대한 감정이 충분히 남아 있다는 증거라고 할 수 있습니다.

또한 사람들과 커뮤니케이션하는 것이 인간에게 얼마나 즐거운 것인지를 증명한다고도 하겠습니다.

그렇게 치매가 진행하면 많은 사람들은 '행복'해집니다. 항상 싱글싱글 웃으며 행복해 보이는 사람들이 많습니다. 기억력의 쇠퇴와 함께 나쁜 기억들을 잊어버리고 자신이 치매라는 감각마저 없어지며 성격이 밝아지고 **행복감을 계속 느끼게 됩니다.**

지난 35년간 수천 명의 치매 환자를 계속 진료해 오면서 '치매라서 불행하다'는 생각은 건강한 사람들의 편의적인 믿음일 뿐이라고 확신하게 되었습니다. 오히려 **치매는 우리의 뇌가 선사하는 '최후의 선물'이 아닐까 싶습니다.**

치매가 진행함으로써 불만이나 불안은 사라져 갑니다. 자신의 심신(心身)이 쇠퇴하거나 사회적 지위를 잃는 것에 연연하지 않게 되고 싫은 것이 있어도 그 기억은 얼마 지나지 않아 사라져 갑니다.

그런 불만, 불안, 공포가 사라져 간 뒤에는 바로 지금, 이 순간의 즐거움에 대한 행복감으로 가득 채워집니다. 그리고 필자는 치매란 **'온화한 임종을 맞이하기 위한 일종의 적응 현상'**으로 사람이 말년에 치매가 되는 것은 **'우리 인체가 가지고 있는 궁극의 최후 활동 기능'**이 아닐까 싶습니다.

제 3 장

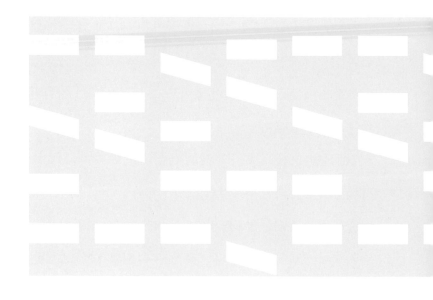

치매보다도
두려운 것은
노인성
우울증

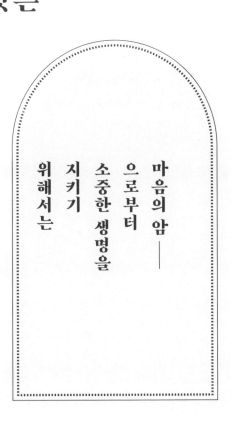

마음의 암—
으로부터
소중한 생명을
지키기
위해서는

우울증은
죽음에 이르는 병

'나이가 들어도 치매만은 되고 싶지 않다'고 생각하는 사람들이 많이 있을 겁니다. 그러나 저와 같은 정신과 의사의 입장에서 보면 말년에 치매 이상으로 불행한 것이 있으니, 바로 '노인성 우울증'입니다.

필자는 인생 말년에 우울증에 걸려 '아무것도 하지 않는 어두운 노인'으로 일생을 마치는 것이 인생 최대의 비극이라고 생각합니다.

필자 자신도 노인성 우울증만은 되고 싶지 않습니다.

사실 나이들어 하루하루를 즐겁고 편안하게 보낼 수 있을지 없을지는 우울증을 막을 수 있을지 여부에 달려 있다고 해도 과언이 아닙니다. 몸을 돌보는 것도 물론 중요하지만, **마음을 돌보는 것 역시 잊지 않도록 해야** 합니다.

마음의 건강에 이상을 느꼈을 때는 주저하지 말고 병원에 갈 것을 권합니다.

'우울증은 마음의 감기'라는 표현이 있습니다만, 우울증은 결코 감기가 아닙니다. 이 표현은 **'우울증은 감기에 걸릴 정도로 걸리기 쉽고 누구에게나 발생하는 질병'**이라는 의미로 쓰여지고 있지만, 그 점을 제외하고는 우울증과 감기에는 큰 차이가 있습니다.

가장 큰 차이는 바로 우울증이 '자살'이라는 죽음에 이르는 병이라는 것인데요. 그래서 필자는 '우울증은 차라리 마음의 암'이라고 하는 것이 맞지 않나 싶습니다.

구미(歐美) 각국에서는 자살자가 나오면 주변 사람들로부터 생전의 모습을 듣는 이른바 '심리학적 부검'이 널리 실시되고 있습니다. 이 검정 작업에 따르면 자살자의 50~80%가 '우울증'으로 진단되고 있다 합니다.

노인성 우울증을 둘러싼
가슴 아픈 일화와 교훈

그러면 현재 일본에는 우울증 환자가 어느 정도 있을까요?

후생노동성의 환자 조사에 의하면, 약 120만 명이지만 이는 어디까지나 의사의 진료를 받은 사람 수이고 실제 환자 수는 더 많습니다.

국제적으로 우울증 유병률은 3~5% 정도이니 이를 일본 인구에 적용하면 환자 수는 400~600만 명 정도라는 계산이 됩니다.

그 외 우울증이라고까지는 말할 수 없어도 우울한 기분을 가진 사람들까지 포함하면 저를 포함한 많은 전문의는 유병률이 인구 10%에 가깝게 올라간다고 보고 있습니다.

그중 65세 이상의 '노인성 우울증' 환자 수는 정확히 알 수는 없지만, 현재 인구의 약 30%가 고령자이고, **고령자가 젊은 사람들보다 우울증 발생률이 높다는 점**을 감안하면, 우울증 전체 환자의 3분의 1 이상이 고령자인 것은 거의 확실합니다.

특히, 노인성 우울증은 자살을 초래하기 쉬워서 주의가 필요한데요.

세계적으로 봐도 우울증 환자의 자살률은 고령자일수록 높아집니다. 이 책에서 하나의 장(章)을 할애하면서까지 우울증에 관한 이야기를 하는 것도 바로 그 때문이며, 그 정도로 이 병이 정말 무섭다는 것을 알아주셨으면 합니다.

저 자신도 예전에 뼈아픈 경험을 했는데요.

20대 후반 요쿠후카이병원에서 일하기 시작해서 얼마 되지 않을 무렵의 일입니다. 입원 중이던 '심기증(心氣症: 건강 염려증)'* 증상의 고령 여성 환자 상태가 호전되어 퇴원했다가 이후 재입원하러 왔습니다.

필자가 주치의를 맡게 되어 지난번 입원 때와 동일한 치료 방침으로 가기로 했는데, 잠시 후 병동에서 목을 매고 자살을 한 것입니다. 즉시 호출이 왔고 필자가 시신을 내리게 되었습니다.

이 일은 필자에게 정말 충격적인 경험이었습니다. '의사를 그만두어야 하나?' 생각이 들 정도로 맥이 빠져버렸습니다.

그 후 반성회 같은 자리가 만들어져 선배들로부터 여러 가지를 배우면서 '우울증'의 무서움을 뼈저리게 알게 되었습니다. '고령자의 경우 "우울증"을 놓치지 않는 것이 무엇보다 중요하다'는 것을 명심하게 된 경험이었습니다.

그 후 약 35년간의 임상 현장에서 단 한 명의 환자도 더이상 자살하는 일이 없었습니다. 이는 지난 35년간 '환자의 자살만은 막아 내겠다'고 진지하게 임해온 결과라고 자부하고 있으며, 정신과 의사로서 자랑스럽게 생각하고 있습니다.

참고로 의사의 진료를 받던 중 자살한 사람의 수를 정신과 의사의 수로 나누어 보면 대체로 정신과 의사는 2년에 1명 정도는 자살하는 환자를 보게 된다는 계산이 됩니다.

---

*심기증(hypochondria)| 심기증 환자는 자기 자신의 심신 상태에 끊임없이 비정상적일 정도로 주의를 기울이고, 기능의 이상을 병적으로 의심한다. 마음속에는 '나는 병에 걸려 있다'라는 지워버릴 수 없는 관념이 간직되어 있어, 사소한 이상이라도 알아차리게 됨으로써 더욱 주의를 하게 되는 악순환이 반복되는 경우가 많다. 따라서 심기증의 호소는 극히 다양하다. 그 고통의 정도도 경우에 따라 변동한다. 신경증·신경분열증 또는 조울증 같은 여러 가지 증상이 일어나기 쉽다. [네이버 지식백과 (두산백과)]

치매의 벽

'노인성 우울증'과 '치매'를
어떻게 구분할까?

 '노인성 우울증'과 '치매'는 전혀 다른 병이지만 증상에는 비슷한 점이 있습니다. 그 때문에 가족들이 '치매다'라고 생각해 고령자를 병원에 데려왔더니 '우울증'이었다는 경우도 종종 있습니다.

 둘 다 초기 증상이 꽤 비슷한데요. '어쩐지 기운이 없다' '하루 종일 멍하게 있다'고 하는 증상이 비슷하기 때문에 의사조차 틀리는 경우가 있습니다. 안타깝게도, 우울증이 원인이 되어 기억력이 떨어진 건데, 알츠하이머병의 진행을 억제하는 약을 처방받는 고령자가 있는 것이 지금의 현실입니다.

 물론 충분한 임상 경험을 쌓아온 의사라면 두 질병을 구분할 수 있습니다. 예를 들면 필자는 다음과 같은 점들에 주의를 기울이며, 문진을 실시합니다.

 우선, "증상은 언제쯤부터 시작했습니까?"라고 물을 때 본인이나 가족들이 확실히 대답할 수 있다면, 우울증의 가능성이 높습니다. 치매는 서서히 진행하기 때문에 언제부터 시작됐는지 확실치 않은 경우가 많지만, **우울증은 특정 시기 때부터 갑자기 증상이 나타나기 때문에 언제부터 시작됐는지 대부분 알 수 있습니다.**

즉, 우울증은 단기간에 여러 가지 증상이 일제히 나타나는데요. 가령 갑자기 외출하기 싫어지고 화장하기가 귀찮아지는 등 여러 증상이 한 달 정도 사이에 한꺼번에 나타나게 됩니다.

그래서 가족에게 물어보면 "작년 크리스마스 근처부터 이런 상태로…"라며 증상이 시작된 '날짜'까지 알 수 있을 정도입니다.

반면 치매는 서서히 진행하여 가족에게 물어봐도 언제쯤부터 증상이 시작됐는지 잘 모르는 경우가 많습니다.

가령 "언제부터 건망증이 시작됐습니까?"라고 물어봐도 "2년 전부터였던가?" "3년 전부터였던가?"라는 식으로 본인도 가족도 확실히 대답하지 못하는 경우가 많습니다.

한편 우울증도 건망증을 동반하는 경우가 있긴 하지만 갑자기 시작합니다.

또한 본인에게 명확한 '자각 증상'이 있을 때도 우울증을 의심할 수 있습니다. 가령 우울증 환자는 건망증이 늘어날 때 본인도 이를 자각(自覺)하고 있어 "건망증이 심해지는데 혹시 알츠하이머병이 아닐까요?"라며 자발적으로 의사를 찾아오는 사람이 많습니다. 그런 환자는 치매보다도 우울증을 의심할 수 있습니다.

한편 치매 환자는 건망증이 많아지고 있는데도 스스로는 이를 알지 못합니다. 즉, 병에 대한 인식('나는 병에 걸렸다'는 의식)이 결여되어 있는 사람이 많고, 본인의 기억 장애에 그다지 불안을 느끼지 않고 오히려 태연합니다.

또한 저의 질문에 '대답하지 않고 입을 다물어 버리는' 사람은 우울증일 가능성이 높은 반면 치매 환자는 말머리를 돌리거나 얼버무리려고 하는 경향이 있습니다. 시치미를 떼려고 해도 뭔가 대답은 하려고 하는 것이죠.

그 외 식욕이나 수면 상태 변화가 우울증의 큰 시그널이 되는데요. 우울증에서는 **식욕 장애와 수면 장애가 동시에 일어나**

는 경우가 많습니다.

식욕의 경우 일반적으로 우울증 환자는 식욕이 감퇴합니다. 그리고 '불면'도 우울증의 전형적 증상으로 잠들기가 쉽지 않고, 한밤중에 깨어버리는 경우가 많습니다.

반면 치매 환자는 식욕이 높아지는 경우가 많으며, 잠도 잘들고 오래 자는 경향이 있습니다. 이런 점들을 잘 살펴보면, 우울증과 치매가 구별이 되겠죠.

그리고 치료 측면에서 가장 큰 차이점은 치매는 지금으로써는 진행을 늦출 수는 있어도 완치는 될 수 없지만, **노인성 우울증은 적절히 치료하면 낫게 될 확률이 꽤 높습니다.** 특히 조기에 발견하여 치료를 시작하면 항(抗)우울약으로 나을 확률이 90%나 됩니다.

이상과 같이 노인성 우울증과 치매의 차이점을 139페이지의 표에 정리해두었으니 참고하시기 바랍니다.

한편 치매 증상이 시작하면 초기에는 우울증을 동반하는 경향이 있어서 주의가 필요합니다. 알츠하이머형 치매의 경

	노인성 우울증	치매
증상의 진행	짧은 시간에 여러 증상이 출현	서서히 진행
자책감	'자신 탓에 주위에 민폐를 끼치고 있다'고 생각하는 경향이 강하고 우울하게 됨	자각 증상이 희박해서 스스로 책망하는 말은 거의 하지 않음
본인의 자각	인지 기능 쇠퇴를 알고 있고, 자신의 증상을 걱정함	자신의 증상에 무관심하는 경우가 많음
기억 장애	진행되지 않음 기억력이 쇠퇴하고 있다는 것을 불안해함	진행됨 자각 증상은 거의 없음
질문에 대답	골똘히 생각만 하거나 입을 다물어 버리고 제대로 대답하지 못함	틀린 대답을 당당하게 말함 대답할 수 없는 것을 얼버무리거나 말을 딴 데로 돌림

우, 초기에 20% 정도의 환자가 우울증에 걸린다는 보고도 있는데요. 치매 증상이 시작되고 '인생 끝났다'라고 낙담하게 되면 우울증을 동반하기 쉽습니다.

한편 치매와 우울증이 함께 발생한 환자에게 우울증의 약을 처방하면 기억력이 좋아지기도 하는데, 이는 우울증을 치료함으로써 의욕이나 주의력이 회복되어 치매 증상이 개선된 것처럼 보이기 때문입니다.

노인성 우울증을 초기에
알아낼 수 있는 요령

노인성 우울증은 치매에 비해 주위 사람들이 봤을 때, 그 증상 발생을 쉽게 알 수 있는 병인데요. 비전문가도 알 수 있는 우울증의 시그널(초기 증상)은 다음과 같은 것들입니다.

- ○ 식욕이 없다.
- ○ 잠을 제대로 못 잔다.
- ○ 늘 피곤해 한다.
- ○ 표정이 어둡다.
- ○ 반응이 늦다.
- ○ 침착함이 없다.
- ○ 목소리가 작아졌다.
- ○ 말수가 확연히 적어졌다.
- ○ 방안에만 틀어박혀 있다.
- ○ 잠만 잔다.

○ 눈물이 많아졌다.

○ 옷 갈아입기를 안 한다.

○ 화장을 안 한다.

○ 목욕을 하지 않는다.

○ 좋아하는 TV 프로그램도 안 본다.

○ 자주 외출하곤 했는데, 이제는 외출을 안 한다.

○ 갑자기 10살은 더 늙어 보인다.

○ 음주량이 늘었다.

○ 자신을 책망하기만 한다.

이러한 증상들이 둘 이상 나타나면 우울증을 의심할 수 있습니다. 한편 자각 증상으로써는 우선 심리적 증상으로 다음과 같습니다.

○ 의욕이 나지 않는다.

○ 집중할 수 없다.

○ 불안한 기분이 계속된다.

○ 매사에 흥미가 나지 않는다.

○ 매사에 결정할 수가 없다.

신체적으로는 다음과 같습니다.

○ 피로가 풀리지 않는다.

○ 몸이 납덩이처럼 무겁다.

○ 비틀비틀한다.

○ 잠을 못 잔다(특히 아침 일찍 깨버린다).

○ 체중이 감소하다(증가하는 경우도 있습니다).

○ 움직임이 느려진다.

○ 머리가 무겁다.

○ 머리가 잘 돌아가지 않는다.

○ 건망증이 늘었다.

자각 증상이 둘 이상 있을 때는 초기 우울증을 의심할 수 있습니다.

이러한 증상은 젊은 우울증 환자에게도 볼 수 있지만, 노인성 우울증의 경우는 여기에 더해 일반적인 우울증과는 좀 다른 증상이 나타납니다.

첫째, **신체적 이상을 계속해서 호소**합니다. 노인성 우울증의 경우 젊은 사람보다도 심리적인 증상은 잘 보이지 않는 반면, 신체 이상을 호소하는 케이스가 두드러집니다. 가령 두통, 요통, 다리 통증, 식욕 부진, 심한 어깨 결림, 구역질, 이명, 저림 등의 신체 증상을 호소하는 사람이 있는가 하면, 가슴 두근거림이나 숨이 차는 등 자율신경계 이상을 호소하는 사람도 있습니다.

또한 노인성 우울증의 또 하나의 특징으로 해가 질 무렵이 되면 몸 상태가 나빠지는 사람이 많다는 점입니다. 일반적인 우울증의 경우는 아침 무렵에 우울 상태가 심해지고 해 질 무렵에는 안정되는 경우가 많지만, 고령자의 경우는 그 반대로 해질녘부터 저녁에 걸쳐 나빠지는 사람이 증가합니다.

게다가 **일반적인 우울증보다도 주위에서 알아채기 어려워 발견이 늦어지기 쉬운 점**도 노인성 우울증의 특징입니다.

즉, 젊을 때는 힘이 없어 보이고 식욕이 떨어지며 잠을 못 자게 되면 본인뿐만 아니라 주위에서도 우울증을 의심합니다. 그렇지만 고령자의 경우는 나이가 들면 누구나 대체로 기력이 떨어지게 되고 식욕이 없고 잠을 제대로 못 자기 때문에 젊은 사람과 같은 증상이 나타나더라도 본인이나 주위에서 '나이가 들어서 그렇지 뭐'라고만 생각해 우울증에 대한 의심을 지나쳐버리기 쉽습니다.

그래서 본인이나 주위에서도 알아채지 못하는 사이에 증상이 진행하는 경우가 많습니다. 우울증은 조기일수록 치료하기 쉽기 때문에 앞의 증상들을 자각했을 때나 부모 또는 배우자에게 그런 모습이 보일 때는 의료 기관을 방문해 봐야 합니다.

마음 치료 내과[심료 내과(心療內科)]나 정신과가 아니라도 처음에는 내과만으로 충분한데요. 우울증 환자의 60~70%가 처음에는 내과에서 진료받고 나서 전문 병원을 안내받고 있습니다.

'힘드시죠'
공감해 주는 말이 곧 "약"

초기에 우울증 발생을 놓치고, 중기에서 후기까지 병 상태가 진행되면 다음과 같은 증상들이 나타납니다.

우선 표정이 사라지고 눈에 초점이 없어져, 얼굴 표정이 마치 가면처럼 됩니다. 기쁘고 즐거운 감정은 없어지고 기력도 관심도 사라저 갑니다.

비관적이 되어 '살 희망이 없다(절망감)' '뭘 해도 허무하다(공허감)' '강한 죄책감을 느낀다' '죽음에 대해 계속 생각한다'와 같은 상태에 빠지는데요. 경우에 따라서는 망상이나 착란이 일어나기도 합니다.

또한 노인성 우울증의 특징 중 하나로 **불안과 초조감이 아주 심한데요.** 이는 환자가 심신의 기능이 저하되고 있음을 스스로 느낄 수 있어서 자신의 증상 악화를 견디지 못하게 되고 이에 따른 불안감이 심한 초초감을 불러오기 때문입니다. 여기에 더해 '세로토닌'이라고 하는 전달 물질까지 감소하면 불안과 초조감은 더욱 커집니다.

한편 고령자는 "자신의 병 때문에 주변에 민폐를 끼치고 있다"고 심각하게 생각해 강한 자책감을 느끼기도 하는데요. 이런 감정이 자살을 유인하는 원인이 되기 쉬우니 특별한 주의가 필요합니다.

그러면 가족이나 주변 사람들은 어떻게 대하면 좋을까요? "힘내세요" "기운내세요" 이런 식으로 격려해서는 안 됩니다. 이는 오히려 자책감을 더 무겁게 하고 증상을 악화시킬 수 있습니다.

또한 환자가 "힘들다" "몸이 아프다"라고 할 때, "무슨 소리 하는 거요" "제대로 하세요" 같이 부정적인 말을 해서도 안 됩니다.

이는 환자를 점점 더 비관적이게 만들어 증상을 악화시킬 우려가 있습니다. "큰일이네요" "힘들겠어요"와 같이 공감을 나타내는 말을 계속해 주며, 조금이라도 불안과 초조감을 완화해 주는 것이 가장 중요합니다.

치매의 벽

스트레스가 세로토닌을
감소시킨다

그러면 사람이 왜 '우울증'이 되는지, 그 원인과 메커니즘에 대해서 살펴보겠습니다.

우울증 원인의 상당수가 다양한 스트레스입니다. **정신적, 신체적인 스트레스**를 받으면 뇌 신경 세포가 손상되고 신경 전달 물질의 분비량 감소, 특히 세로토닌 분비량의 감소가 주

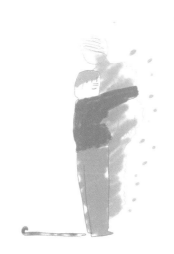

원인이라고 볼 수 있습니다.

구체적으로는 신경 세포 사이의 '시냅스(Synapse)' 접합부에서 신경 전달 물질의 왕래가 원활하지 못하게 되는 것이 주원인이라고 생각할 수 있습니다. 시냅스와 시냅스 사이에는 틈이 있는데, 이 틈 속으로 세로토닌이 들어와 신경 전달이 이루어집니다. 이때 세로토닌의 양이 적으면 전달이 원활치 않게 되고 이로 인해 기분이 나빠져 우울한 상태가 됩니다. 그렇기 때문에 우울증 예방 차원에서 세로토닌이 감소하지 않게 하는 것이 필요합니다.

한편 우울증의 원인이 되는 스트레스는 크게 나누어 정신적 스트레스와 신체적 스트레스가 있습니다. 전자는 배우자나 가까운 사람의 죽음 같은 슬픈 일이나 결혼, 진학, 취업 등 표면적으로는 축하받을 일도 실제로는 스트레스가 되기 쉽고 우울증의 유인(誘因)이 됩니다.

특히 노인성 우울증의 경우 정신적 스트레스가 증상 발생 원인이 되기 쉬운 경향이 있는데요. 이는 **고령자가 환경 변화에 대해 정신적으로 취약한 존재**이기 때문입니다.

노인성 우울증의 유인이 되는 환경 변화를 예로 들면 다음과 같습니다.

○ 배우자가 사망했다.

○ 본인이 병에 걸렸다.

○ 병의 후유증이 생겼다.

○ 경제적으로 어렵다.

○ 이혼했다.

○ 이사 등으로 환경이 바뀌었다.

○ 아이들이 독립해 가족이 줄었다.

○ 가족이나 친척, 친구를 만날 기회가 줄었다.

○ 오랫동안 키우던 반려동물이 죽었다.

이러한 것들이 노인성 우울증의 계기가 되는 경우가 많습니다.

특히, 60대에 정년을 맞이하는 것은 인생의 큰 전기(轉機)가 되는데요. 정년 후 우울증 발생이 높은 것은 다음과 같은 두 가지의 심리적 요인이 함께 일어나기 때문입니다.

첫째, '대상을 상실하는 것'입니다. 사람은 에너지를 쏟아붓던 대상을 잃어버렸을 때 심리적으로 불안정하게 되고, 우울한 상태에 빠지기 쉽습니다. 특히 현역일 때 오로지 일밖에 몰라 취미도 없고 업무 관계 외에는 친구도 없는 사람이 정년 이후 노인성 우울병을 겪게 되기 쉽습니다.

또 한 가지는 '자기애를 충족시켜 주던 대상을 잃었을 때'입니다. 가령 정년퇴직을 하면 더 이상 업무 평가를 받는 일이 없어지는데 그만큼 자기애를 충족시킬 수 없게 되고 감정 컨트롤이 어렵게 됩니다. 대책이라고 한다면 정년 전부터 미리 **회사 밖에서 자기애를 충족시킬 수 있는 장소를 찾아두는 것**이 좋겠습니다.

한편 신체적 스트레스에는 만성적 피로나 갱년기 장애, 호르몬 불균형, 갑상선 관련 질병 등이 있습니다. 또한 고혈압, 당뇨병 등의 생활습관병도 우울증의 리스크 요인인데요. 특히 당뇨병은 우울증과 관계가 깊습니다.

불면증과 음주는
우울증에 우울증을 더할 뿐

  필자가 이 책을 통해 호소하고 있는 것 중의 하나가 '우울증은 어쨌든 조기 발견, 조기 치료가 중요하다'는 것입니다.

  다행히 우울증은 치료법이 어느 정도 확립되어 있어서 조기에 치료하면 90%는 "관해(寬解) 상태가 될 수 있는데요" 관해란 '질병 그 자체가 완전히 치료된 것은 아니지만 증상이

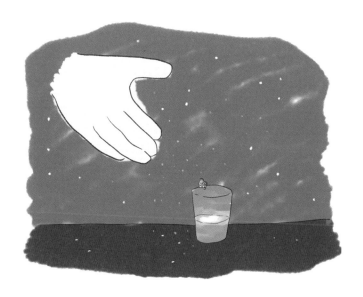

일시적 또는 장기적으로 경감되거나 없어지는 상태'를 말합니다. 주로 재발이 잘되는 우울증이나 백혈병 등에서 사용되는 용어입니다.

하지만 우울증을 그대로 방치하여 악화가 되면, 뇌의 신경 세포 상태가 원래대로 돌아가지 못하고 치료되기가 어려워집니다. 게다가 우울증은 증상이 중할수록 더 심해지는 소위 '악순환(惡循環)'을 일으키는 병이어서 특히 조기 치료가 중요합니다.

그러면 우울증이 어떻게 '악순환'을 일으키고 중증화되는 걸까요?

우선 우울증은 신경 전달 물질인 세로토닌이 감소해서 일어나는 경우가 많은데요. 이 세로토닌의 분비량이 우울증의 '악순환'에도 관계하고 있습니다.

즉 우울증이 발생하면 아무것도 하기 싫어지고, 방안에 틀어박혀 있기만 해서 햇볕을 전혀 보지 않게 됩니다. 그러면 세로토닌 생성이 저해되고 우울 증상은 더욱 악화돼서, 점점 더 방에서 나오지 않게 되며 세로토닌도 점점 만들어지지 않

치매의 벽

게 되는 악순환에 빠집니다.

또한 우울증 환자가 잠을 못 자게 되면, **수면 부족 때문에 세로토닌이 고갈되어 우울 증상이 더 진행되고 더욱 잠을 못 자는 상태가 됩니다.**

우울증 환자가 '잠을 못 잔다'고 해서 술을 마시면, 이 역시 세로토닌을 감소시켜 우울증 증상이 심해지고 더욱 술에 의존하게 되기 쉽습니다.

우울증이 발생해 식욕이 없어지면 세로토닌의 재료인 단백질이 부족해져 세로토닌 분비량이 감소하여 증상이 더욱 악화됩니다.

한편 세로토닌의 분비량 이외에도 우울증의 악순환이 발생할 수 있습니다. 가령, 우울 증상으로 주의력이 저하되어, 일처리가 잘되지 않게 되면 주위로부터 신뢰를 잃어 더욱 풀이 죽게 되는 것입니다.

그리고 집에 틀어박힌 채 소외감이 커지면 더더욱 맥이 빠지고 점점 더 외출하지 않게 되는 '패배감의 소용돌이'에 빠져버립니다.

우울증은 약으로 '이렇게까지'
치료 가능하다

노인성 우울증은 일반적인 우울증보다도 치료가 쉬운 면이 있습니다. 왜냐면 원인이 확실하기 때문입니다.

즉, 많은 경우 세로토닌 등 신경 전달 물질의 부족이라는 확실한 원인이 있는 만큼 약의 투여로 비교적 간단히 좋아지는 경우가 많습니다.

최근 잘 사용되는 약으로는 '선택적 세로토닌 재흡수 차단제(SSRI)'가 있습니다. 간단히 말하면 세로토닌의 양을 증가시키는 약물인데요.

이 약을 복용하고 1개월 정도 상태를 관찰해보면, 60~70%의 환자가 증상이 호전됩니다. 증상 개선이 그다지 안 되면, 다른 약을 처방하게 됩니다.

이처럼 현재의 우울증 치료는 약물 요법이 중심입니다.

예전의 우울증은 '마음의 질병'이라고 생각되었습니다만, 현재는 '뇌의 질병'으로 보는 것이 주류(主流)입니다. 약제를 투여하면 **2주 만에 간단히 치료되고 건강하게 살 수 있게 된 사람**도 있을 정도입니다.

그러니 독자 여러분들도 현재 사용되고 있는 '항우울제'를 무서워할 필요가 없습니다.

사실 과거의 항우울제는 변비, 입 마름 증상을 일으키거나 빈맥(頻脈)이 생기는 등 부작용이 있는 약들도 있었습니다. 그러나 최근 흔히 사용되고 있는 SSRI는 그런 부작용이 적고, 효과도 좋습니다. 우울증이 약물 치료로 나을 수 있는 확률이 높아진 만큼, **'마음의 질병'이 아니라 '몸의 질병'**에 가까워졌다고 하겠습니다.

한편 우울증 치료에 '인지 요법(認知療法)'이 사용되는데요. 이는 상담을 통해 인지 상태나 부적응사고(不適應思考)를 개선하는 방법입니다. 지나치게 부정적인 인지 상태나 사고방식을 상담으로 바꿔서 미래에 대한 불안을 완화시켜 주면 증상이 가벼워집니다.

다만 상담만으로 절망에 빠진 사람의 기분을 갑자기 행복하게 바꿀 수는 없습니다. 그 대신 모든 것에 절망한 사람에게 '이 세상에 싫은 것들이 많긴 해도 가끔은 좋은 것도 있다' 정도로 생각할 수 있게끔 인지 상태를 개선하는 것이 상담의 역할입니다.

이러한 '인지 요법'은 젊은 사람에게는 꽤 효과가 있지만, 노인성 우울증 환자에게는 그다지 잘 듣지 않습니다. 이는 60~80대가 되면 '인지'가 젊은 사람보다 훨씬 고착화되어 있기 때문입니다.

요컨대 고령자의 경우 완고하고 사고방식을 바꾸기 어려워서 상담이 거의 효과가 없는 경우가 많아 인지 요법보다는 약물 요법을 중심으로 하고 있습니다.

또한 우울증이 되면 보통은 '휴양이 중요하다'고들 하는데, 노인성 우울증의 경우는 꼭 그렇다고만 할 수 없습니다. 고령자는 아무것도 안 하고 있으면 **심신의 기능들이 허약해져 오히려 치매가 될 위험**이 높아지기 때문입니다.

그래서 노인성 우울증은 휴식은 적당히 하고 정신 상태가 어느 정도 회복될 무렵에는 바깥에 데리고 나가는 등 "너무 쉬지 않도록" 하는 것이 중요합니다.

또한 고령자를 치료할 때는 고독감을 느끼지 않도록 하는 것도 중요한데요. 혼자 사는 경우 가족들이 자주 얼굴을 보여 주는 등 가능하면 대화 상대가 있는 상황을 지속적으로 만들어서 '혼자서 풀이 죽어있는' 시간을 줄여주어야 합니다.

이러한 치료를 계속하면 많은 환자들이 진단받고 나서 3개월 후 정도부터는 병세에 차도가 나타나기 시작합니다.

그러나 우울증은 '파도'가 있는 질병이어서 이후 4~6개월 후 무렵에는 좋아지기도 했다가 나빠지기도 하는데요. 전체적으로 보면 서서히 회복을 향해갑니다. 그러나 간혹 직장인의 경우 이 시기에 **사회 복귀에 대해 초조해하거나 하면 도로 아미타불**이 되는 경우도 있습니다만, 일반적으로는 1년 이상이 지나면 증상이 안정되어서 사회 복귀를 하게 됩니다.

다만 우울증은 쉽게 재발하는 병입니다. 적절한 약물 치료를 계속하는 것이 중요한데 "이제 괜찮겠지?"라고 방심해 약을 끊어 버리거나 하면 재발 위험이 높아집니다.

장시간 전화 통화로
고독을 격퇴하자

그러면 노인성 우울증을 예방하려면, 어떻게 하면 좋을까요? 필자는 다음의 세 가지를 추천하고자 합니다.

첫째, '식생활'에 다양한 아이디어를 내서 신경 전달 물질인 세로토닌 부족을 보충할 수 있는 메뉴를 만듭시다.

세로토닌의 원료는 필수 아미노산의 하나인 트립토판인데요. 이를 함유한 육류, 생선, 대두(大豆) 제품, 특히 육류를 적극적으로 섭취해야 세로토닌 부족을 보충할 수 있습니다.

'고기를 먹으면 콜레스테롤이 걱정된다'라는 사람도 있겠지만, 콜레스테롤은 세로토닌이 잘 기능하도록 해주어서 우울증을 오히려 개선하는 기능이 있습니다. 바꿔 말하면 콜레스테롤 수치가 낮은 사람은 세로토닌이 제대로 기능하지 못하여 우울증이 될 위험이 높습니다. 그러니 식사를 절제하는 '다이어트'는 뇌에 결코 좋지 않습니다.

또한 나이 들면 식사량이 줄어들지만 그래도 가능한 많은 종류, 다양한 품목의 식재료를 섭취하여 영양의 균형이 편중되지 않도록 하는 것이 중요합니다.

고령자는 자칫하면 탄수화물 중심의 식생활이 되기 쉬운데요. 뇌 기능을 활발하게 하는 데는 영양이 균형 잡힌 식사가 필요합니다. 고령자일수록 **단백질, 지질 이외에 비타민, 미네랄 등의 미량 영양소도 균형 있게 섭취**할 필요가 있습니다. 그런 식사를 스스로 준비하기 어렵다면 배달 서비스 등을 이용해도 되겠죠.

또한 식사 시간을 정해 규칙적인 식사를 하면 수면 장애, 더 나아가서는 우울증 발생을 예방할 수도 있습니다.

그리고 우울증으로 진단받거나 '우울 경향'이라고 자각했을 때는 술을 마시지 않아야 합니다. 술은 세로토닌을 고갈시켜 우울증을 악화시키기 때문입니다.

필자는 우울증이 어느 나라나 거의 비슷한 비율로 발생하지만, 이상하게 자살자 수에 차이가 있는 것은 '그 나라 국민들이 술을 어느 정도 마시는가에 달려 있는 것이 아닐까?'라는 가설을 세우고 있습니다. 왜냐면 알코올은 '자살 결행'의 위험을 크게 높여주기 때문입니다.

우울증에 의한 우울한 기분과 불면증을 달래기 위해 알코올에 의존하면 **알코올에는 세로토닌을 고갈시키는 작용이 있기** 때문에 주량이 늘어날수록 우울병은 악화되고 자살 기도에 이를 확률이 높아집니다.

그리고 알아두시면 좋은 우울증 예방법은 '햇볕을 쐬는 것'입니다. 햇볕을 쐬면 세로토닌 외에도 수면과 관계 깊은 '멜라토닌'의 분비가 촉진되어, 수면 상태가 좋아집니다. 우울증 치료에 '광요법(光療法)'(고조도광요법:高照度光療法)이라고 해서 강한 빛을 쐬는 치료법이 있을 정도인데요. 햇볕이 우울병을 물리친다는 것입니다.

따라서 태양빛을 쐬기 위해서는 산책과 옥외 체조를 매일 하는 것이 가장 좋습니다.

더불어 고령자는 우울증을 예방하기 위해 사회와의 접점을 유지하는 것이 중요합니다. 사회의 일원이라는 자각이 고독감을 해소시키고 우울증을 예방할 수 있습니다. 그러니 정년 퇴직 후에도 뭔가 새로운 일을 시작하거나 취미 등 여러 가지를 배우는 활동을 통해 사회와 사람들과의 관계를 계속 유지해가는 것이 중요합니다.

코로나 때처럼 지인과 친구를 만나기 어려운 상황이 생겼을 때라면 전화 통화를 오래 하는 것이 좋습니다. 우울증 예방에 가장 효과가 높은 것이 사람들과 대화 하는 것인데요. 특히 혼자 사는 사람이나 고립감을 느끼는 사람은 고독감이 더 높아지기 전에 적극적으로 장시간 통화를 즐기도록 합시다. 지금은 휴대전화 통화료도 요금제에 따라 저렴하게 사용할 수 있으니까요.

마음이 약해서
우울증에 걸린다고?

끝으로 우울증이 되기 쉬운 성격에 대해 살펴보겠습니다. 우울증을 일으키기 쉬운 성격은 다음과 같은 유형입니다.

매우 진지하고 꼼꼼하며 책임감이 강하고, 일도 열심이며, 잘 참고 노력하는 사람, 인내심이 강하며, 남보다 갑절로 주변 사람들을 배려하는 사람, 요컨대 **착실한 노력가로 책임감이 강한 사람**입니다.

그래서 무슨 일이든 자신의 책임으로 받아들이고 "더 노력해야겠네"라며 성실하게 생각하는 사람이 안타깝게도 우울증이 되기 쉽습니다.

이런 사람은 우울증에 걸리려 하거나 걸렸을 때 자신의 '질병'에 대해 다음과 같이 진지하게 생각하는 경향이 있는데, 이렇게 진지한 사고방식은 오히려 치료와 회복에 방해가 될 뿐입니다.

○ 우울증이 되는 것은 내 마음이 약해서 그래

○ 의욕이 안 나는 것은 내가 게으르기 때문이야

○ '우울증'은 내 힘으로 예방할 수 있어

게다가 아래와 같이 자신의 성격에 대한 믿음까지 강하면 조기 치료가 어렵습니다.

○ 나는 강한 사람이라 우울증에 걸리지 않는다

○ 사람들이 모두 내 성격이 밝다고 하니까, 내가 우울증일 리가 없다.

하지만 우울증은 뇌 기능 그 자체에 원인이 있는 질병입니다. 단적으로 말해 신경 전달 물질이 감소해 일어나는 병으로 누구라도 걸릴 수 있습니다. 타고난 성격이나 마음이 약한 것이 원인이 아니라는 것을 꼭 기억해 두시기 바랍니다.

제
4
장

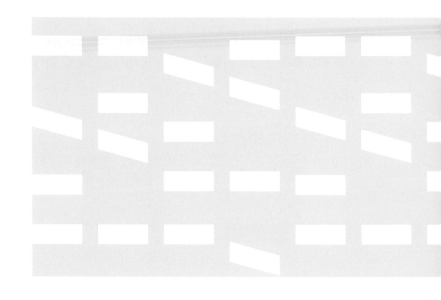

'뇌의 건강 수명'을 늘려주는 사고방식과 생활 방법

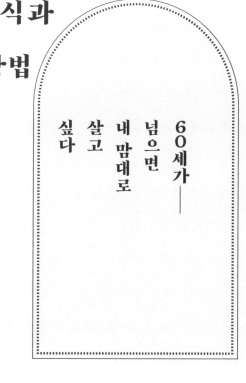

60세가—
넘으면
내 맘대로
살고
싶다

잠이 부족한 뇌는
알츠하이머를 부른다

이 장에서는 '뇌에 좋은 생활 방법'을 다루어 보겠습니다. 구체적으로는 '나이가 들며 찾아오는 뇌의 쇠퇴를 막고, 치매와 노인성 우울증의 발생과 진행을 막는 방법'입니다.

우선 '뇌에 좋은 수면 방법'입니다.

'수면'은 치매를 예방하는데 특히 중요한 요소입니다. 뇌는 수면 중에도 활동하며 '노폐물'을 배출하는데요. 수면 중, 뇌 척수액이 뇌 속을 순환하면서 뇌 속에 쌓여있는 노폐물을 뇌 밖으로 흘려 내보냅니다.

그런데 일본인의 수면 시간은 매년 짧아지고만 있습니다. 수면 시간이 6시간 미만인 사람이 2007년에 30% 이하였는데, 2015년에 40%까지 증가했고, 2023년 현재에는 더욱 증가했을지도 모르겠습니다.

또한 후생노동성 조사에 의하면 '수면의 질에 만족하지 않는' 사람이 5명 중 1명이라고 합니다.

치매의 벽

이렇게 수면 시간이 짧고, 거기에 수면의 질마저 나쁘다면 뇌 속에 '노폐물'이 축적되기 쉬워집니다.

실제 여러 연구에서 **수면 부족 시 알츠하이머형 치매의 원인 물질인 아밀로이드β 축적이 많아진다고** 알려져 있습니다.

미국 연구에 따르면 밤샘을 한 20명 중 19명은 보통의 수면을 한 사람보다도 아밀로이드β 축직량이 늘어났다고 합니다. 또한 65세 이상 1,000명을 대상으로 실시한 연구에서는 "충분히 못 잔다"라고 대답한 사람들이 5년 후 치매 발생이 높다는 보고도 있습니다.

이들 연구 결과로부터 유추할 수 있는 것은 뇌에는 쿨다운(수면)을 하면서 아밀로이드β를 배출하는 시스템이 갖추어져 있다는 것입니다.

그리고 보니 미국의 레이건 전 대통령이나 영국의 대처 수상도 젊을 때부터 수면 시간이 4시간 정도였다고 합니다. 수면 시간을 줄여 각고의 노력 끝에 대(大) 정치가가 되었지만, 바로 그 수면 부채(負債)가 만성 수면 부족이라는 청구서가 되어 돌아와 치매 발생의 원인이 되었다고 생각할 수도 있겠습니다.

그러면 몇 시간 자면 될까요? — 이는 개인차가 큰 문제이지만 장년기(壯年期)부터는 7시간, 적어도 6시간은 자는 것이 좋겠습니다. 조금 오래전 데이터입니다만 나고야대학이 11만 명을 10년간 추적 조사하여 2004년 발표한 자료에 따르면, 수면 시간이 6.5~7.4시간인 그룹이 가장 장수한다고 합니다.

장년기에 이 정도도 자지 못하고 수면 시간을 줄여서 열심히 살면 아밀로이드β가 쌓여 치매 발생 위험이 크게 높아진다고 볼 수 있겠습니다.

치매의 벽

하루 30분 유산소 운동 습관은
쾌면을 보장해준다

필자는 젊을 때부터 아무리 바빠도 6~7시간은 자도록 해왔습니다. 지금도 밤에 **5~6시간은 자고, 점심 식사 후 1시간 정도 낮잠을 자는 것**이 매일의 일과입니다.

그러면 '보다 잘 자기' 위한 방법들을 살펴보겠습니다. 우선 당연히 낮시간에 적당한 '운동'을 해야 합니다.

필자는 2020년 봄 코로나로 외출 자제 생활이 시작됐을 무렵부터 '남녀노소' 불문하고 "수면 장애가 늘어나지 않을까"라는 염려를 했습니다. 가령 원격 근무로 통근하지 않게 되면 '뇌는 쓰지만 몸은 쓰지 않는' 상태가 계속되어 수면에 악영향을 줄 것이 틀림없기 때문입니다.

그래서 '운동 부족'을 느낀 사람은 하루 30분 정도 유산소 운동을 할 것을 권합니다. '유산소 운동'이라 해도 어렵게 생각할 필요는 없습니다. 집 주변을 맘 편히 산책하면 됩니다.

필자는 워낙 운동이 서툴러 50대 전반까지는 거의 운동 습관이 없었지만 **50대 후반부터 하루 30분 정도는 걷고** 있습니다. 그랬더니 당뇨병 등의 수치가 개선된 건 물론이고 잠도 아주 잘 자게 되었습니다.

그 외 수면의 질을 향상시키는 방법으로 의외일지 모르겠으나 저녁보다는 아침 생활을 더 중요시하는 것입니다.

우선 '아침에 햇볕을 쬐는 것'입니다. 그러면 뇌 속 물질인 세로토닌 분비가 많아지고 수면 호르몬인 멜라토닌도 충분히 만들어집니다.

또한 아침 식사를 제대로 먹을 것을 권합니다.

아침 식사를 거르면 자율 신경에 이상이 생겨 불면증에 빠지기 쉽기 때문입니다. 물론 점심, 저녁 식사도 제때 먹는 것이 중요합니다.

한편, 잠들기가 힘들다고 해서 술에 의존하는 것은 금물입니다. 취침 전 음주가 습관화되면 결국에는 술의 도움 없이는 잠을 잘 수가 없어 알코올 의존을 일으킬 위험이 높아지기 때문입니다.

치아는 고령자에게 목숨 같은 것
잘 씹으면 치매를 예방할 수 있다

'뇌에 좋은 생활'을 할 때, '수면'과 함께 중요한 것은 바로 '먹는 것'입니다. 우선은 '무엇을 먹을까?'에 대해 이야기하기 전에 '씹는 것'의 중요성을 살펴보겠습니다. '씹는 것'이 치매를 예방하고 진행을 늦춘다는 것은 여러 연구를 통해 밝혀지고 있습니다.

우선 '남아 있는 치아의 수'와 '치매 발생률' 간에는 밀접한 관계가 있다고 알려져 있는데요. 70대 이상을 대상으로 실시한 조사에 따르면 '뇌가 건강한 사람'(즉, 치매가 아닌 사람)의 치아 수는 평균 14.9개, 반면 '치매가 의심된다'라고 진단받은 사람은 평균 9.4개밖에 남지 않았습니다.

또한 치아가 20개 이상인 사람에 비해 치아가 거의 없는 사람이 치매에 걸릴 확률이 1.85배 높다는 보고도 있습니다.

'구강 위생'의 중요성을 보여주는 데이터도 많이 있습니다. 가령 구강 관리에 유의하고 있는 사람에 비해 전혀 신경 쓰지 않는 사람은 치매 발생률이 1.76배 높다는 보고가 있고 단골 치과 병원이 있는 사람에 비해 없는 사람의 치매 발생률이 1.44배 높다는 보고도 있습니다.

최근에는 '치주병이 알츠하이머형 치매의 한 원인이다'라는 유력한 가설도 제기되고 있습니다. 요컨대 치매 예방을 위해서는 단골 치과 병원을 정해 구강 관리를 계속 받고 치아를 하나라도 더 남겨서 치주병을 억제하는 것이 중요하다는 이야기입니다.

한편 치매 환자의 경우 입속이 놀라울 정도로 불결한 사람도 있는데요. 치매가 되면 몸가짐을 단정히 하는 감각이 둔화되는데, 이것이 입속 위생 상태에까지 영향을 준 결과입니다.

다만 그런 환자도 치과 위생사에게 구강 관리를 받으면 치매 증상이 개선된다는 보고가 있습니다. 그래서 최근에는 구강 관리를 치매 대책의 하나로 받아들이는 의료 기관이나 개호 시설이 늘어나는 등 **정기적인 치아 관리가 치매의 증상 개선에 효과가 있다**고 받아들여지고 있습니다.

그러면 치아 상태와 치매에는 어떤 관계가 있는 것일까요?

치아가 있다면 저작근을 움직여서 씹는 동작을 할 수 있는 데요. 저작근을 움직일 때 그 자극에 의해 뇌에 혈류가 보내져서 신진대사가 활발해질 뿐만 아니라 알츠하이머병의 원인 물질인 아밀로이드β를 씻어낼 수 있다고 생각되고 있습니다. 그리고 음식을 씹을 때는 치근막에 압력이 가해져 그 자극이 뇌에 신호로 전달되어 뇌를 자극하게 됩니다.

바꾸어 말하면 치아가 나빠져 씹는 횟수가 줄어들면 뇌 기능이 저하된다는 얘기입니다. 즉, 씹는 동작을 통해서 대뇌의 해마(海馬)* 또는 편도체(扁桃體)*, 인지 기능을 관장하는 부위를 자극할 수 없게 됩니다. 그러니까 **치아 수가 줄어 씹을 수 없게 되면 그것이 치매의 예비 조건이 되는 셈**입니다.

뿐만 아니라 씹는 힘이 약해지면 고기, 생야채를 먹기 어려워져 단백질, 비타민, 미네랄 등을 충분히 섭취할 수 없게 되고, 신경 전달 물질인 세로토닌의 감소를 초래하여 결국에는 치매 발생 위험을 높이게 됩니다.

그렇기 때문에 치매 발생을 예방하고 그 진행을 늦추는데 '치아'가 중요한 열쇠를 쥐고 있다고 하겠습니다. 중년 아니

더 젊을 때부터 치아는 충분히 관리를 해두어야 합니다. 고령이 된 후에는 식사를 할 때 위장만이 아니라 뇌를 위해서 많이 씹고 먹도록 해야겠습니다. 일본에 '연예인은 치아가 생명'이라는 옛날 TV 광고 음악이 있기도 했습니다만 고령자에게야 말로 치아는 생명입니다.

아니 치아는 목숨 그 자체입니다.

*해마(hippocampus) | 관자엽의 안쪽에 위치하면서 둘레계통(변연계)에서 한가운데 원호의 일부분을 차지한다. 해마는 학습, 기억 및 새로운 것의 인식 등의 역할을 하며, 속후각겉질을 통하여 주된 들섬유를 받아들이고, 뇌활을 통하여 날섬유를 내보낸다.
*편도체(Amygdaloid body) | 측두엽 내측에 있는 신경핵의 집합체로 변연계(limbic system)에 속하며, 동기와 기억, 주의 및 학습, 감정과 관련된 정보를 처리한다.

치매의 벽

먹고 싶은 것을 먹자! 좋아하는 음식은
몸뿐 아니라 뇌의 영양에도 좋다

일본에서 가장 오랫동안 읽혀 온 '건강 실용서'라면 가이바라 에키켄(貝原益軒)의 《양생훈(養生訓)》일 것입니다. 에도 시대 중기(1712년) 발간된 지 3세기가 지나 이제는 '통독(通讀)했다'는 사람은 많지 않지만, 요즘 다시 일본 사람들의 '건강관'에 영향을 주고 있는 것은 분명한데요.

가이바라 에키켄의 주장을 간략히 정리해보면 "음식과 욕심을 삼가고 절제하는 것이 건강 장수의 비결"이라는 것입니다. 이러한 '도덕적' 생활 방식이 '인내'를 미덕(美德) 시 하는 일본인의 심성과도 잘 맞아 지금까지 남아 있는 책이라고 생각합니다.

다만 현대 의학의 입장에서 보면, 가이바라 에키켄의 주장은 상당히 잘못되어 있어 현대에서 《양생훈》은 악서(惡書)라고 해도 될 책입니다.

가령, 《양생훈》에서 '소식(小食)하라' '정당한 양을 가릴 줄 알아라'라며, 절제와 '검소한 식사'를 반복해서 주장하지만, 이는 건강 실용서로써는 명백히 시대에 뒤떨어진 주장입니다. 말할 것도 없이 신체와 뇌의 건강에는 '영양'을 충분히 섭취해야 하니까요.

특히 고령이 된 이후 '절제'나 '인내'를 하다간 목숨을 잃을 수도 있습니다. 즉, '검소한 식사'는 저칼로리, 저영양을 의미하는데요. 이래서는 신체나 뇌 모두 오로지 노화될 뿐입니다.

구체적으로 살펴보면 단백질, 콜레스테롤, 비타민 등의 영양소가 부족하면 대사가 나빠져 노화를 재촉합니다. 포도당을 에너지로 바꾸는 데는 다양한 영양소가 필요한데 그것이 부족하면 포도당을 에너지로 효과적으로 활용할 수 없어 지방으로 축적되어 버립니다. "먹는 게 시원찮은데 살이 찐다"는 것이 바로 이런 경우입니다.

물론 그렇다고 '폭식·폭음'을 권하는 것은 아니지만 과도한 금욕은 금물이라는 이야기입니다. 가령 "콜레스테롤 수치가 높으니 연어알, 성게알은 먹지 말자" "혈압이 높으니 염분이 많은 음식은 안돼"라는 것처럼 금욕적인 생활을 하다가는 오

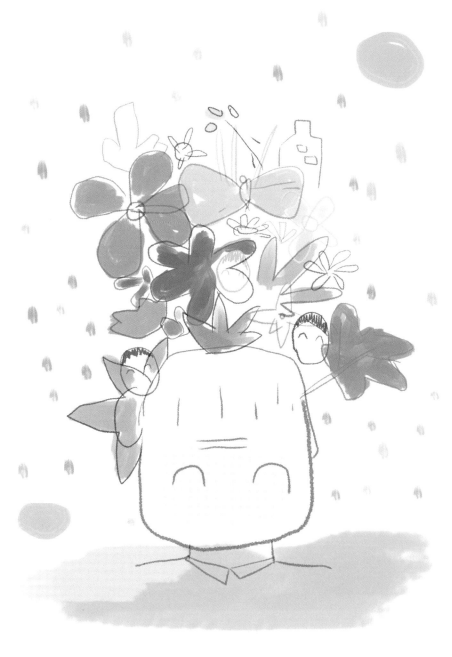

히려 스트레스만 쌓여 뇌와 면역 기능에 악영향을 가져다줍니다. 절제하기보다도 **먹고 싶은 것은 먹고사는 것이 뇌와 면역 기능**에도 좋은 기능을 합니다.

'검소한 식사' 중에서도 필자가 가장 문제라고 생각하는 것은 바로 '고기 먹는 것'을 절제하는 것인데요. 고령자야말로 '육식파'가 되어야 합니다.

고기는 뇌 활동에 필수적인 식재료로 고기에 함유된 아미노산 등이 뇌 속의 신경 전달 물질인 세로토닌의 재료가 되기 때문입니다.

계속 말씀드린 것처럼 세로토닌이 부족하면 사람은 우울증이 되고 반대로 세로토닌이 충분히 있으면 밝은 기분으로 살수 있습니다. 즉, 고기 섭취를 삼가는 식생활은 우울증이나 치매 위험을 높일 수 있습니다.

또한 단것도 먹고 싶을 때 먹어도 괜찮습니다. 나이가 들면 단것을 좋아하게 되는 것이 인체의 필연적 현상인데요. 나이가 들면 동맥 경화가 진행되기 때문에 동맥벽이 두꺼워져 혈당치가 좀 높지 않으면 뇌에 당분이 전해지기 어려워집니다.

그러면 **뇌는 체내 혈당치가 낮다고 판단해 혈당치를 높이도록 지시를 해서 단것을 먹게** 됩니다.

물론 좋아하는 것을 먹고, 먹고 싶은 것을 먹는 '기분 좋은 체험'은 면역력을 높여주고, 우울증도 예방해 줍니다. 건강 실용서에 '×'라고 되어 있는 음식이라도 좋아하는 음식이라면 조금 먹어도 아무 문제 없습니다.

'혈당치를 정상 유지한다'는 관점에서 카레라이스는 피하는 것이 좋은 대표적인 음식이라 할 수 있습니다. 왜냐면 일본 카레는 밀가루를 사용해 만들어서 '흰쌀밥 위에 밀가루를 뿌리는 격'이 되어 당질 과잉 섭취로 이어지기 때문입니다.

하지만 치매 예방 관점에서 보면 카레는 그래도 먹는 것이 좋은 음식이라고 하겠습니다. 최근 카레에 들어간 매운맛의 하나인 터메릭(Turmeric)*에 포함된 '쿠르쿠민'이라는 성분이 치매 예방 효과가 있다는 것이 밝혀졌는데요. 이것이 알츠하이머병의 원인인 아밀로이드 베타(β)의 축적을 막는 작용이 있다고 합니다.

또한 역학적으로도 카레를 자주 먹는 인도인들이 미국인

에 비해 알츠하이머형 치매 발생률이 4분의 1 정도라는 것이 밝혀졌는데요. 쿠르쿠민은 기름과 함께 섭취하면 흡수율이 높아지기 때문에 카레를 먹으면 효율적으로 흡수할 수 있습니다.

"그래서 인도 사람들처럼 매일 카레를 먹자"라는 것은 아니지만, 중년, 고령이 되더라도 "카레를 피할 필요는 없다"고 하겠습니다. 카레를 좋아하는데, 당질이 걱정된다면 '카레 스프'로 해서 먹는 등 여러 가지 아이디어를 더해가며 즐기시면 되겠습니다.

---

*터메릭(Turmeric) | 강황의 뿌리 부분을 건조한 다음 빻아 만든 노란색 향신료. 강황은 열대 아시아가 원산지인 여러해살이 식물이다. 향신료로 이용하는 것은 뿌리 줄기 부분으로 터메릭이라고 부른다. 껍질을 벗긴 뿌리를 삶아 건조하여 빻으면 노란색 분말이 되는데, 이것이 카레를 비롯한 여러 요리의 향신료 및 착색용으로 쓰인다. 독특한 흙냄새가 나기 때문에 향신료보다는 착색용으로 주로 쓰인다. [네이버 지식백과 (두산백과)]

귀가 어두워질 때 신속히 대처해야
뇌를 보호할 수 있다

세계 5대 의학지의 하나인 〈란셋(LANCET)〉은 의학계에서 권위 있는 논문학술지로 노벨상 수상 연구 논문들도 여러 편 발표되었습니다.

이 〈란셋〉에 2020년 '12가지의 치매 발생 위험'이 발표되었는데요. 치매 발생 위험을 약 40% 예방하거나 지연 효과를 기대할 수 있는 것들의 목록입니다. (나머지 60%는 '불명확한 위험'이라고 합니다.)

그중 〈란셋〉은 '난청 등 청각 장애'를 가장 높은 위험 요인이라고 내세우고 있습니다. 그 정도로 '듣는 것'이 뇌 건강에 중요한데요. 이는 귀가 안 들려 원활한 대화가 어려워지면 뇌에 입력 정보가 적어지고 자극이 부족해져 뇌의 노화를 앞당겨 버리기 때문입니다.

또한 귀가 안 들려 소통이 안 되면 갈등이 증가할 우려가 높아지고, 이것이 인간관계를 소원하게 만들어 결과적으로 뇌의 활력을 쇠퇴시키게 됩니다.

물론 그런 뇌의 쇠퇴는 치매 발생 원인이 되기도 하므로 귀가 잘 들리지 않을 때는 신속한 대처가 필요합니다. 그러니까 노안경(老眼鏡)을 쓰는 것이 당연하듯 **보청기를 쓰는 것 역시 당연하다고 생각하면 됩니다.**

고령자의 주변 사람들도 평소 부모님들의 모습을 잘 살펴보다가 'TV 소리가 커졌다' '전화로 말하는 소리가 너무 커졌다' '다시 물어보는 경우가 많아졌다' '대답을 건성으로 한다'라는 모습을 보이게 되면 이비인후과 진료를 서두르는 것이 좋습니다.

치매의 벽

'대인 관계'야 말로 가장 좋은
뇌 운동 방법이다

또한 〈란셋〉에서는 치매 위험 중에서 '사회적 교류 부족'을 세 번째로 높은 위험으로 올리고 있는데요.

즉, '대인 관계를 하지 않으면 치매가 될 위험이 높아진다' 라고 합니다.

저 역시 최고의 '뇌 운동 방법'은 사람들과의 만남이 중요하며, 특히 소통(Communication)이 아닐까 싶습니다.

다른 사람들과 얘기하려면 상대방의 말을 이해해야 하고 적절한 말로 대답해야 합니다. 이를 위해서는 기억의 선반에서 해당되는 정보를 찾아내고 또 그 정보를 의미가 통하는 말로 표현해야 합니다.

이런 일련의 작업을 위해서는 뇌의 여러 부위를 사용할 필요가 있고, 이것이 뇌의 안티에이징으로 이어집니다.

'국립장수의료연구센터' 연구팀이 65세 이상의 약 1만 4천 명을 대상으로 10년에 걸쳐 조사한 결과 '배우자 있음' '동거 가족의 지원 있음' '친구와의 교류 있음' '지역의 단체 활동에 참가하고 있음' '일하고 있음'이라는 5가지 항목을 충족하는 사람은 그런 사회적 접점이 0~1개뿐인 사람보다 치매에 걸릴 위험이 46%나 낮다는 것이 밝혀졌다고 합니다.

즉, 그런 사회적 접점을 많이 가지고 〈란셋〉에서 말하는 '사회적 교류'를 충분히 실행하고 있다면, 치매가 발생하기 어렵다는 말입니다.

그러니 나이가 들더라도 코로나 같은 감염병 예방 대책은 유지하면서 **계속 외출하고, 사람들과 만나며 대화**를 해야 합니다. 비록 코로나 상황이라고 해도 고령자가 커뮤니케이션 기회를 찾는 것은 결코 불요불급(不要不急)한 외출이 아닙니다. 이는 뇌와 목숨을 지키기 위한 필수적인 행위입니다.

저의 임상 경험으로도 고령자가 가장 쉽게 치매가 되는 것은 '말이 없어질 때'인데요. 말이 없어지면 뇌의 출력 기능이 즉각 쇠퇴해 버립니다.

그러니 '다른 사람들이 하는 대화를 쫓아갈 수가 없다' '엉뚱한 얘기를 해서 창피나 당하지 않을까…' 따위는 생각하지 말고 계속 입을 열어 계속 말을 해봅시다. 뇌의 쇠퇴를 예방하는 데는 '침묵은 금'이 아니라 '웅변이 금'입니다. '말이 없고 약해 빠진' 노인이 돼서는 결코 안 됩니다.

다른 사람과 대화할 때 필자가 권해드리고 싶은 것은 대화 중에 한두 번 정도 상대를 칭찬해 주는 것인데요. 칭찬하려면 아무래도 뇌를 써야 할 필요가 있기 때문입니다. 상대의 장점을 찾으려면 우선 관찰력이 좋아야겠죠. 그렇게 주의력을 가동하다가 '칭찬 대상'을 발견하면 그것을 **칭찬으로 표현하는데, 필요한 적절한 단어를 선택해야 하는 일련의 작업들이 뇌에 좋은 운동이 되기 때문**입니다.

그리고 내가 해준 칭찬에 상대방이 웃는 얼굴이 되면 나 역시 기분이 좋아집니다. 그러면 상대방의 뇌뿐만 아니라 칭찬해 준 나의 뇌 속에도 도파민 분비량이 증가하고 뇌가 활성화됩니다.

가을, 겨울에 더 적극적으로
외출하자

북유럽에서는 겨울철에 우울해지는 사람들이 늘어납니다. 북극권에 가까운 지역일수록 겨울철 일조 시간이 극단적으로 짧아져 매일매일 깜깜한 날들이 계속되면 '동계 우울증'이 발생하는 사람들이 많아지기 때문입니다. 그러다 계절이 바뀌어 봄이 되고 일조 시간이 길어지면 다시 건강해지는 사람들이 늘어납니다.

일본에도 가을과 겨울에 걸쳐 '기운이 빠지고 아무것도 하고 싶은 생각이 안 든다'라는 사람이 북유럽만큼은 아니라도 다소 늘어납니다.

봄·여름보다는 실내에 틀어박혀 있는 경우가 많아지고, **햇볕을 그다지 쐬지 않는 것이 그 원인**입니다.

이러한 겨울철 우울증의 원인은 '체내 시계(體內時計)'에 이상이 생긴 것인데요. '체내 시계'란 시상하부의 시교차상핵(Suprachiasmatic Nucleus)이라는 부위에 위치하는데, 햇볕은

치매의 벽

이 부위에 자극을 줍니다.

반면에 이 자극이 없게 되면 체내 시계에 이상이 생겨 신경 전달 물질 분비가 불안정해집니다.

또한 인체에는 태양빛을 받으면 비타민 D가 합성되는데요. 비타민 D는 '칼슘의 운반책'이며, 또 칼슘에는 정신을 안정시키는 기능이 있습니다. 즉, 햇볕을 쐬지 않으면 정신을 안정시키는 칼슘이 필요한 부위에 충분히 공급되지 못해 기분이 불안정하게 됩니다.

이를 피하기 위해서는 **일조량이 적어지는 가을·겨울일수록 의식적으로 옥외에서 활동하는 것이** 좋겠습니다.

우선 아침에 눈을 뜨면 커튼을 열고 햇빛이 집안에 들어오게 하고 해가 있는 동안(가급적 오전 중)에 산책을 나가 햇볕을 온몸에 충분히 받는 등 적당한 '일광욕'을 함으로써 뇌를 건강한 상태로 유지할 수 있습니다.

근육량이 뇌의 젊음을
결정한다

　앞서, '잠을 잘 자기 위해 적당한 운동이 필요하다'고 설명했습니다만 유산소 운동(산책)은 그 외에도 뇌에 직접적으로 좋은 영향을 미칩니다. 결국 몸을 움직일 수 있을 동안에는 계속 움직이는 것이 중요하고 움직이지 않으면 두뇌를 움직이지 않는 것과 같습니다.

　세계보건기구(WHO)는 2019년에 '인지 기능 저하 및 치매 위험 저감을 위한 가이드라인'을 발표했습니다. 이는 세계 각국에서 연구되어 온 치매 예방의 '증거(Evidence)'들을 정리한 것이라고 할 수 있는데요. 그중에서 WHO는 '신체 활동(운동)'을 가장 강력히 권장하고 있습니다. 요컨대 운동하면 치매에 잘 걸리지 않는다는 것입니다.

　운동 중에서 필자가 고령자들에게 권하는 것은 반복해서 말씀드리지만 바로 '걷기'입니다. 걸으면 다리와 허리를 단련할 수 있을 뿐만 아니라 뇌도 단련할 수 있기 때문입니다.

근육에는 '근방추(筋紡錘)'라는 지각 신경의 말단이 있는데요. 근육은 체중의 절반을 차지하는 큰 기관으로써 걸을 때는 다리 근육을 비롯해 여러 근육을 사용하기 때문에 근방추가 자극받고, 그 자극이 뇌로 전달되어 뇌를 활성화시켜 줍니다.

'근육을 사용'한다고도 과격한 스포츠를 할 필요는 없습니다. 필자가 권하는 것은 '산책'과 힘께 '자신이 좋아하는 것을 하기 위해 걸어 다니는' 것입니다. 가령 '장 보러 나간다' '친구와 식사하러 나간다' '학원 수업을 받기 위해 나간다' '콘서트, 소극장, 야구 관람을 하러 나간다'와 같이 자신이 좋아하는 것을 위해 '외출'하는 것이라면 뭐든지 다 OK입니다.

그렇게 걸어 다니며 몸을 움직이면 자연히 뇌로 보내지는 혈액량이 많아지는데요. 이는 곧 뇌에 산소가 많이 공급된다는 얘기이기도 합니다. 산소를 많이 얻게 된 뇌는 보다 활발하게 기능하게 됩니다.

건강한 사람도 **70대가 되면 근육량이 20대 때의 절반 정도**까지 감소해서 넘어지거나 병석에 드러눕는 생활을 초래하게 되기도 합니다. 그러나 운동을 하면 80대에도 근육량을 쉽게 늘릴 수 있습니다.

여담이지만 필자는 자주 걷게 되고 나서부터 건강하게 된 것은 물론 출판한 책들도 판매가 잘 돼 화제가 됐던《80세의 벽》을 비롯해 한때는 베스트셀러 상위 10위권에 제 책이 무려 7권이나 들어간 공전의 히트로 기대 이상의 일이 생기기도 했습니다.

이것도 모두 자주 걷고 나서부터 얻게 된 은혜일지도 모르겠습니다. (^.^) 걸으면 뇌가 활성화되는 것 외에도, 바깥을 걸으며 받는 여러 가지 자극들이 뇌의 활성화로 이어지게 됩니다.

사실 걷게 된 계기도 50대 후반부터 질병들이 하나씩 발견됐기 때문인데요. 58세 때, 일반적으로는 110 미만이어야 할 공복 혈당치가 갑자기 660까지 높아졌습니다. 그래서 걷기 시작한 것이 지금은 혈당치가 200으로 내려왔습니다.

앞으로도 필자는 '걷기'라는 돈 한 푼 들지 않는 방법으로 고령화에 맞서 나가려고 합니다.

운전하지 않으면 뇌도 다리·허리도
모두 약해진다

 필자는 그동안 '나이가 들었다고 해서 너무 안이하게 운전 면허를 반납할 필요는 없다'라고 계속 말해왔습니다.

 한 해의 교통사고 통계를 보면 제1당사자(과실이 가장 큰 사람)의 비율이 가장 높은 것은 면허를 이제 막 취득한 16~19세(10만 명당 1043.6건)입니다. 그다음이 20~24세(605.7건) 그리고 나서 '85세 이상'(524.4건)이 겨우 등장합니다.

 이어서 25~29세와 80~84세는 비슷한 건수이며, 75~79세는 20대 후반보다 적고, 70~74세는 그보다 훨씬 적으며, 이제 막 고령자가 되는 65~69세는 30~34세보다도 적습니다.

 이러니 **고령자보다 오히려 16~29세의 젊은이들에게 면허를 반납하라고 해야 교통사고를 줄일 수 있는 것** 아닐까요?

 그런데도 '고령자 운전은 위험'하다는 인식이 퍼진 것은 언론이 고령자 운전에 의한 사고만 크게 부각하기 때문입니다. 이를 가짜뉴스라고까지 말하지는 않겠지만 보도에 현실을 전달하는 자세가 결여됐다고밖에 생각할 수 없습니다.

어쨌든 그 결과 고령자 면허 반납을 요구하는 여론이 강하게 형성되는 바람에 고령자의 이동 권리가 침해받고 있습니다. 고령자가 면허를 반납하고 이동 수단을 잃어버리면 행동 범위가 대폭 좁아집니다. 심지어 교우 관계가 좁아지고 '인생의 질'이 저하됨은 물론 뇌 기능까지 쇠퇴해집니다.

그러면 심신(心身)에 어떤 일들이 일어날까요? 국립장수의료연구센터는 '65세 이상에서 운전을 그만두면 운전을 계속하는 것보다 개호 필요성이 8배나 더 커진다'는 연구 결과를 보고했습니다. 또한 츠쿠바대학 연구팀의 조사 보고에서도 운전을 그만둔 사람이 '개호가 필요하게 될 위험'은 2.16배나 높다고 합니다.

운전을 그만두고 외출하기 어렵게 되면 뇌(인지 기능)뿐만 아니라 다리, 허리 힘도 약해집니다. 실제로 면허 반납 후 넙다리뼈(대퇴골) 골절상으로 병석에 드러눕게 된 사람들이 증가하고 있습니다.

차가 없거나 운전을 하지 않으면 흔히들 비유적 의미에서

'발이 없어졌다'라고 하지만 고령자는 정말 '발을 잃어버릴' 위험이 높아집니다.

2021년 통계를 보면 운전면허를 자진 반납한 75세 이상의 사람은 약 27.9만 명이었습니다. 즉, 약 28만 명이나 되는 사람들이 **치매가 될 위험과 개호를 받게 될 위험을 높이고 있다는** 얘기입니다.

정부가 75세 이상 운전자에 대해 면허 갱신 시 '인지 기능 검사'를 의무화한 것은 지난 2009년 6월이었습니다. 이후 필자는 '안이한 생각으로 면허를 쉽게 반납해서는 안 된다'라고 계속 주장해 왔지만 힘에 부쳤습니다. 반면 그사이 정부는 해마다 고령자의 '면허 갱신을 어렵게 하는 정책'을 강화시켜 왔습니다.

필자는 이 잘못된 정책으로 인하여 앞으로 고령자의 건강이 얼마나 더 나빠질 것인지 암담한 심정으로 예의주시하고 있습니다.

'스스로 제한'하는
운전면허를 발급하자

그렇다고 해서 '90세, 100세가 넘어도 계속 운전하세요'라는 것은 아닙니다. 이때 '가능한 범위'라는 느낌이 중요한데요. 클린트 이스트우드의 명작 〈라스트 미션〉의 모티브가 됐던 사람의 경우는 당시 무려 91세였음에도 젊은 사람보다 훨씬 안전하게 운전한다고 해서 선택되었다고 합니다. 그렇지만 누구든 언젠가는 면허를 반납해야 할 날이 찾아옵니다.

다만 '면허 반납' 관해 일본에서는 '운전을 계속할 것인가' '완전히 그만둘 것인가'라는 두 가지의 선택밖에 없습니다. 필자는 그보다 다양한 선택지가 있어야 한다고 생각합니다. 실제 유럽 등에서는 고령자에 대해 **주행 범위와 거리에 따라 운전할 수 있는 경우를 한정하는 면허**를 발급하는 나라도 있습니다.

아쉽게도 일본은 현재 그런 면허 제도가 없지만, 앞으로는 '운전하기가 불안해졌다'고 느낀 사람은 자신의 판단으로 '스스로 운전 범위를 제한하는 한정 면허로 교체'하면 어떨까 싶습니다. 이는 갑자기 운전을 완전히 그만두는 것이 아니라 운전은 하되 운전할 경우를 스스로 제한하자는 것입니다.

가령 시력에 자신이 없어졌을 때는 '밤에는 운전하지 않고 낮에 해가 있을 때만 운전한다'라고 한정하면 되겠죠. 또한 운전 기술 전반이 쇠퇴함을 느꼈을 때는 '비 오는 날에는 운전하지 않고 날씨 좋을 때만 운전한다'와 같이 운전하는 경우를 스스로 정하는 것입니다.

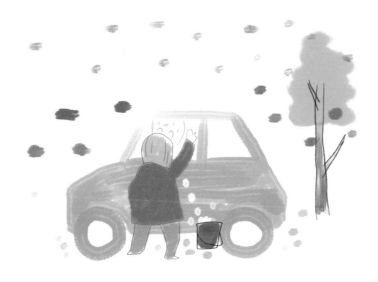

또는 "운전하는 것은 가까운 곳에 장 보러 갈 때만" "병원에 갈 때만"과 같이 운전하는 '범위'와 '경로'를 한정해도 되겠습니다. 운전하기 쉬운 날에 익숙한 길만 운전하면 사고를 일으킬 확률은 한층 줄어듭니다.

또한 교통 문제 전문가에 의하면 사고를 막을 수 있을지의 여부는 결국 '브레이크를 밟는 힘'에 달려 있다고 합니다. '위험해!'라고 느낀 순간 브레이크를 꾹 밟는 반사 신경이 사고를 막아주고 만에 하나 충돌했다고 해도 사고 규모를 작게 해줍니다.

안전에 확신이 없는 사람은 '안전 운전 지원 차' 소위 '사보카(Supporting car의 일본식 표현)'로 바꿔 타면 되는데요. 이 사보카는 '충돌 피해 경감 브레이크(즉, 자동 브레이크)'와 '가속 억제 장치(엑셀을 잘못 깊게 밟았을 때 엔진 출력을 억제하는 장치)' 등을 갖추고 있습니다. 과신은 금물이지만 안전성이 높은 것은 사실이며 현재 일본 국내 8개 제조사에서 120종류 이상의 사보카가 나오고 있다고 합니다.

그리고 운전과 관련해 필자가 권하고 싶은 것은 의외일지 모르겠습니다만 '세차를 잘하자'라는 것입니다.

고령이 되면 '예전보다 차가 지저분해져도 신경이 쓰이지 않고 세차를 거의 하지 않게 됐다'는 사람들이 많아지는데요. 확실히 젊을 때만큼 멋을 낼 필요가 없어지고 귀찮기도 하겠죠. 저 역시 환갑을 넘겨 그런 기분을 잘 압니다.

하지만 세차든 뭐든 '귀찮아서' '하기가 꺼려져서'라는 기분을 이겨내지 못하고 몸을 움직이지 않게 되면 결국 인지 능력이 저하됩니다. 이런 점에서 세차는 좋은 운동이 되기도 하고 날 좋은 날 밖에서 세차하면 햇빛을 쬘 수도 있습니다. 이것이 몸과 마음에 좋다는 것은 지금까지 말씀드려온 것과 같습니다.

또한 교통 안전 측면에서 **특히 앞 유리는 잘 닦아 두는 것이 중요**한데요. 고령이 되면 시력이 떨어지고 시야가 협소해져 앞 유리를 잘 보이게 해 두는 것이 사고 예방의 필수조건입니다. 이렇듯 '세차'는 여러 가지 효과를 가지고 있습니다.

뇌의 건강 수명을 늘리는
'20가지 행동'

이 책의 마무리로 '뇌의 건강 수명'을 늘리는 방법들을 20가지 행동으로 정리해 보았습니다. 전술했다시피, 병리학적으로 말하자면 뇌의 노화는 40대에 시작됩니다. **뇌는 인체 장기(臟器) 중에서도 매우 튼튼한 장기**여서 매일 제대로 사용하고, 건강해지는 방법을 매일 조금씩 실천하면 그렇게 쉽게 쇠퇴하지는 않습니다. 치매의 완벽한 예방법은 없지만, 뇌의 노화 예방 방법들은 있습니다. 필자는 그 방법들이 치매 발생 위험을 낮추는 방법들과 일치한다는 사실이 언젠가 입증되리라 생각합니다. 그래서 뇌를 건강하게 유지하는 지혜를 '20가지 행동'으로 정리해 봤습니다. 이 모두를 다 해볼 필요는 없습니다. '할 수 있을 것 같은 것' '하고 싶은 것'을 하나, 둘씩 계속 실천하다 보면 틀림없이 여러분의 뇌 건강 수명은 늘어나게 되고 동시에 치매 발생과 진행을 늦춰주게 됩니다.

● '심호흡을 하자' ─ **10초 만에 뇌에 활기를 주는 방법이다**

초조하고 스트레스가 많을 때는 등을 활짝 펴고 크게 심호흡을 합시다. 한 번에 5~6초 정도씩 두세 번 계속하면 달리 특별한 것도 아닌데도 머리가 상쾌해집니다. 심호흡을 하면 뇌 속에 많은 산소를 보낼 수 있고 뇌를 활성화하는 데 도움이 됩니다.

● '주문은 직접 하자' ─ **여러 가지 생각하고 선택하면 치매를 예방할 수 있다**

친구들과 식사하러 외출할 때라던가 음식점에서 메뉴를 선택할 때는 다른 사람에게 맡기지 말고 스스로 선택합시다. 메뉴 선택마저 딴 사람에게 맡기면 뇌는 점점 쇠퇴합니다. 하나라도 좋으니 자신이 먹고 싶은 것을 선택하면 그것이 뇌를 움직이게 해줍니다.

● 요리를 하자' — 요리는 뇌의 훈련에 좋다. 가능한 범위에서 계속해나가자

요리를 하기 위해서는 메뉴와 조리 순서를 생각해야 하며, 간을 맞추거나 불 세기를 조절하는 등 뇌를 다양하게 작동시킬 필요가 있습니다. 손끝도 써야 해서 뇌 운동에 딱 알맞으니 할 수 있는 동안은 계속할 것을 권합니다.

● '과음하지 말자' — 특히 우울증 경향이 있으면, 술은 절대 금지다

술은 뇌와 마음에 '약'이 되기도 하지만 '독'이기도 해서 많이 마시지 않도록 해야 합니다. 과도한 음주는 세로토닌 분비량을 감소시켜 버리니까요. 특히 우울한 기분이 들 때 '음주'는 금물입니다. 알코올은 우울 증상을 악화시킵니다. 또한 코로나 때처럼 방 안에서 혼자 술 마시면 계속 마시기 쉬우니 아무쪼록 주의를 해야 합니다.

친구

● '식물을 키우자' ─ '농업은 뇌업'이라 할 정도로 식물 재배는 뇌를 쓰는 작업이다

정원이나 텃밭 등에 야채, 화초를 키우면 햇볕을 쬐게 되죠. 그러면 앞서 언급한 것처럼, 뇌 속에 세로토닌 분비량이 증가합니다.

또한 '농업(農業)은 뇌업(腦業)'*이라 할 정도로 식물을 키우는 것은 뇌를 많이 쓰는 작업인데요. 상대가 '자연'이다 보니 예상외의 일들이 생기고, 그 때문에 전두엽을 가동해야 하기 때문입니다.

한편 화초의 경우 사람을 편안하게 해주는 힘이 있는데요. 최근에는 의료, 개호 시설에서도 화초의 '힐링 효과'가 주목을 받고 있어 '꽃치료'라는 것이 있을 정도입니다. 이처럼 식물을 키우는 것에는 '1석 3조'의 효과가 있습니다.

---

*농업(農業)과 뇌업(腦業) | 일본 발음이 '노교(のうぎょう)'로 같다.

● '반려동물을 키우자'— 애완동물을 기르는 것은 마음과 몸에 긍정적 효과를 준다

저의 임상 경험으로도 환자 케어 매니저의 보고를 들어봐도 반려동물을 키우는 고령자들이 보다 활기차고 정신적으로 안정된 경우가 많습니다. 동물에게 말을 걸고, 그 체온을 피부로 느끼는 것이 고독감과 소외감을 없애줍니다.

특히 배우자나 가까운 가족을 잃어 '대상 상실' 상태에 빠졌

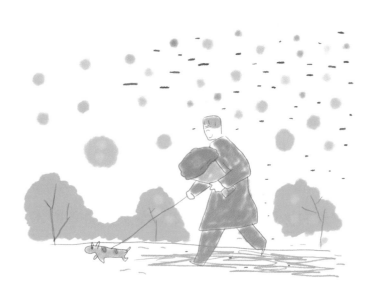

치매의 벽

을 때는 반려동물이 그 상실감을 상당히 메워주기도 합니다.

또한 반려견을 키우는 사람은 산책을 시켜야 하기 때문에 '산책'='간단한 유산소 운동'이 하루 일과가 되는 효과도 있습니다. 다만 반려견은 제 맘대로 가다 서다 하므로 "반려견의 산책은 될지 몰라도 사람의 산책 정도까지는 안 된다"고 하는 사람도 있습니다만 그래노 바깥에 나가지 않는 것보다 나가는 것이 좋겠습니다.

● '연애를 하자' — **좋아하는 사람이 있다면 자연히 뇌도 몸도 젊어진다**

연애 감정을 가지면, 젊었을 때 기분이 되살아납니다. 사람을 좋아하게 되면 멍하게 있을 틈이 없습니다. "채신머리 없게"라던가 "꼴불견이네"라는 것은 노화가 시작된 뇌의 변명일 뿐입니다. 가정을 파탄시킬 정도로 폭주하지만 않는다면 괜찮습니다.

즐거움

● '노래하자' — '노래'하면 '산소'를 많이 마신다

노래방에서 노래하고 나오면 들어갈 때보다 기운이 더 나는 느낌은 결코 착각이 아닙니다. '노래'하면 숨을 크게 들이쉬게 되는데, 그만큼 뇌와 전신에 산소를 듬뿍 보내서 활성화시킬 수 있습니다. '기운이 난다'라는 듯한 느낌이 드는 것은 정말 기운이 나기 때문입니다.

그런 의미에서 **노래방은 가장 가볍게 기운 낼 수 있는 방법**입니다. 십팔번 노래를 몇 곡씩 부르다 보면 뇌와 온몸을 기운차게 할 수 있는 것은 물론 스트레스를 발산하는 데도 도움이 됩니다.

● '그림을 그리자' — 그림을 그리면 세로토닌 양이 증가해
   우울병을 예방할 수 있다

화가 중에는 장수하는 사람이 많고 100세를 넘어서도 계속 작품을 발표하는 사람도 적지 않습니다. 그림을 그리는 것이

치매의 벽

뇌에 있어서 여러 가지 좋은 영향을 주기 때문입니다.

우선 사생 스케치를 위해 야외로 나가면 좋은 풍경을 찾으려고 이곳저곳 걸어다니게 됩니다. 그러면 운동이 되는 것은 물론이고 햇볕을 쐬며 신경 전달 물질 세로토닌을 더 생성시킬 수도 있습니다. 그리고 그릴 대상을 관찰하며 손끝으로 그림 붓을 사용하면 뇌가 활성화됩니다.

TV 뉴스 진행자인 안도 유코(安藤優子) 씨는 치매 환자였던 어머니의 개호 경험을 얘기할 때 어머니가 치매 말기까지

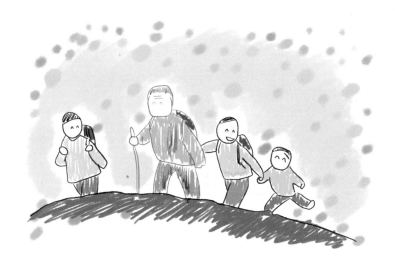

임상 미술사의 지도를 받아 그림을 계속 그리면서 편안한 만년을 보낼 수 있었다고 합니다.

또한 우울증 치료법에도 '회화 요법'이라는 방법이 있을 정도로 그림에 집중하여 붓질을 하면 우울한 기분이나 스트레스를 털어 내주는 효과가 있습니다.

● **'구경하러 다니자' ─ 현장에서 보는 공연, 스포츠는 뇌를 활기차게 한다**

영화, 연극, 코미디 공연, 스포츠 등을 직접 보러 다니면 치매는 멀어져 갑니다. 엔터테인먼트를 직접 경험하는 비일상적 체험은 뇌에 자극을 주는데요.

영화를 보더라도 뇌를 위해서는 **TV로 옛날 영화를 보지 말고 극장에 가서 새로 나온 영화를 보시기 바랍니다.** 전두엽은 '신기한 것'에 반응하기 때문에 새로운 영화를 비일상적 공간에서 보게 되면 뇌가 활성화됩니다.

또한 이렇게 공연 등을 보기 위해 외출하는 그 자체가 운동이 되는 효과도 있습니다.

● "여행을 떠나자"— 미지의 곳에서 예기치 않은 일들이 뇌를 활기차게 해준다

여행을 가면, 뇌는 틀림없이 좋아집니다. 미지의 환경에서는 자연히 호기심이 커지고, 관찰력이나 주의력도 활발해지기 때문입니다.

하지만 뇌의 활성화를 위해서 '패키지여행'은 추천하지 않습니다. 개별적으로 떠나는 여행이어야 스스로 계획을 세우고 **스스로 판단하기 때문에 예상 못했던 일들의 연속이 될 것**입니다. 그것이 가이드가 딸린 패키지여행보다 전두엽을 더욱 활성화시켜 줍니다.

젊을 때 '배낭여행'을 동경했던 사람이라면 지금이라도 늦지 않았습니다. 기운이 있는 동안 이제라도 '배낭여행'을 떠나보는 것은 어떻겠습니까? "피곤할 것 같은데…"라며 처음부터 포기하지 말고 우선은 떠납시다. 힘들면 돌아오면 되니까요.

● '멋을 부리자' ─ 멋은 스스로 할 수 있는 '행동 요법'이다

"이제 멋부릴 나이는 아니니까"라는 '스스로의 규제'는 뇌의 쇠퇴를 초래합니다. 고령자야 말로 '멋부림'을 명심하는 것이 좋은데요. 멋을 내면 그에 맞는 장소에 가고 싶어집니다. '적절한 사치'가 **행동 범위를 넓혀 주고 감정을 젊게 하며 뇌를 활성화**시킵니다.

*

이는 심리 요법에 '행동 요법'을 응용한 것이라 할 수 있는데요. '행동을 바꾸면 마음 상태도 변한다'는 사고방식에 근거를 둔 치료법입니다. 가끔은 비싼 옷을 사서 멋지게 차려입는 행동을 하면 마음이 젊어집니다.

● '사치를 하자' ─ 돈을 쓰는 것은 뇌를 쓰는 것이다

'돈을 쓰기 위해서는' 두뇌를 가동할 필요가 있습니다. 예산 내에서 최대한 만족을 얻기 위해서는 뇌의 여러 부위를 가동

해 이것저것 생각해야 할 필요가 있습니다. 즉, '돈을 쓰는 것'
은 기획력(企劃力)과 계획력(計劃力)이 요구되는 뇌의 출력
행위입니다.

또한 돈을 쓰면 점원으로부터 빈말이라도 칭찬을 들을 수
있고 '자기애(自己愛)'를 만족시킬 수도 있습니다. 그런 기분
좋은 체험은 신체 면역 기능을 높여 우울증을 예방합니다.

돈을 무덤까지 가지고 갈 수는 없습니다. 때로는 '적절한 사
치'를 해보며 뇌를 젊어지게 합시다.

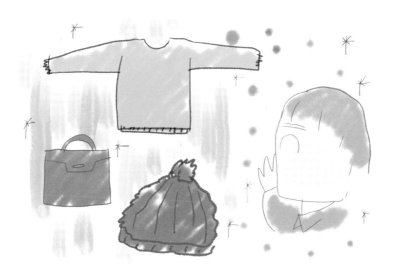

● '혼자 살자' — 혼자 사는 편이 치매가 덜 악화된다

지방에서는 분명히 치매 증상이 있는데도 **혼자 건강하게 잘 살고 있는 노인들이 많습니다.** 혼자, 가족에 의존하지 않고 자신의 머리와 몸을 쓰며 사는 것이 치매 진행을 늦추어 주기 때문입니다. 혼자 사는 것이 나쁜 점만 있는 것이 아니고 좋은 점도 많다고 하겠습니다.

● '살찌자' — 체중이 조금 더 나가는 편이 건강하게 장수할 수 있다

콜레스테롤은 뇌와 몸의 세포막 재료인데, 이것이 부족하면 세포 재생이 제대로 일어나지 않습니다. 좀 살이 쪘다는 정도라면 다이어트는 굳이 하지 않아도 됩니다. '마른 체형이 건강하다'는 것은 거짓말입니다. 저영양으로는 오래 살 수 없습니다. 적당히 살이 붙은 편이 건강 수명이 더 길다고 여러 연구·조사에서도 확인이 되고 있습니다.

적당히 머리를 쓰자

● '추리(推理)를 하자'── 뇌를 쓰면 쓸수록 건강해진다

뇌가 녹슬지 않도록 매일 "왜?"라고 생각하는 습관을 가집시다. 가령 신문을 읽을 때 "왜 이런 사건이 일어났을까?"라며 의문을 가지고 생각하면 치매 예방에 도움이 됩니다.

● '토론을 하자'── 토론은 아무리 고령이라도 '뇌의 출력 훈련'이 된다

가끔 다른 사람들과 논쟁하는 것은 뇌의 출력 훈련에 아주 좋습니다. 그렇다고 아무나 하고 논쟁을 붙을 수는 없고 허물없는 옛 친구를 만났을 때는 나잇값 생각할 필요 없이 토론해보는 것이 좋겠습니다. 그러면 그냥 옛날이야기만 하는 것보다는 훨씬 전두엽에 자극이 됩니다.

| 마음가짐 |

● '즐기자'─ 즐기는 것을 그만두면 안 된다

아일랜드 극작가 버나드 쇼는 "늙어서 즐기지 못하는 것이
아니라 즐기지 않아서 늙는다"라는 말을 남겼는데요.

필자는 이 말이 정곡을 찌르고 있다고 생각합니다. 실제로
82~83세에 치매가 시작되는 사람이 많은 것은 "80세가 되었
으니 골프는 그만 쳐야지" "80세가 되었으니 배우는 것도 그
만둬야지"라며 '80세의 벽'을 앞두고 심리적으로 위축되는
사람이 많기 때문입니다. "00세가 됐으니 이제 이 취미는 관
두자" "이 놀이도 슬슬 그만해야지"라고 생각할 것이 아니라
계속할 수만 있다면 몸과 뇌의 잔존 기능을 최대한 이용해
계속 즐기면 됩니다.

● '낙관적이 되자─ 치매 진단을 받았다 해도 아직 충분히 즐길 수 있다

무엇이든 낙관적으로 생각하는 습관을 가지고 있으면 우울

한 기분과는 상관없이 살 수 있습니다. '밝고, 즐겁고, 전향적'
으로 머리 즉 뇌의 건강을 끝까지 지켜냅시다.

가령 치매라고 진단받게 되더라도 '모두 끝났다'라며 비관
하거나, 절망하거나 하지 않도록 합시다.

지금까지 설명했듯이 노인성 치매는 서서히 진행하기 때문
에 초기에는 할 수 있는 기능도 아직 많이 남아 있습니다.

대체로 '어떻게 되겠지'라며 **밝고 낙천적으로 생각하는 사람
일수록 치매 진행이 늦고** 우울증이 동시에 발생할 위험이 낮습
니다.

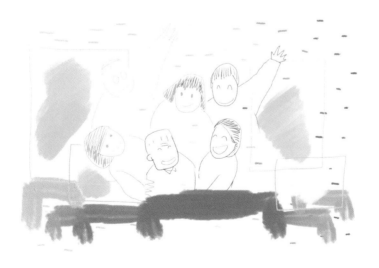

● '웃자' ─ 전두엽에 혈류가 증가하고 면역력은 높아진다

'뇌의 노화를 예방할 20가지 행동'의 마지막을 장식하는 것은 '웃자'라는 것입니다. '웃음과 치매'의 관계에 대해서는 여러 연구 결과가 있는데요. '잘 웃는 노인일수록 치매가 되지 않는다'는 것이 그 결론입니다. 거의 웃지 않는 사람은 매일 웃고 있는 사람에 비해 인지 기능 저하 위험이 2.15배 높다는 보고도 있습니다.

웃으면 면역 기능이 올라가고 전두엽으로 혈류가 증가하며 우울한 기분도 사라집니다. 70대, 80대에 웃으면 치매가 오지 않습니다.

감수의 글

병원에서 어르신들 모시고 하는 치매 강좌에 가 보면, 다들 건망증과 치매 구별법에 큰 관심을 보인다. 나이 들수록 건망증이 심해지는 것은 어쩔 수 없다지만, 그게 혹시 치매 초기 증세는 아닌지 걱정하기 때문이다. 이럴 때 흔히 쓰는 비유가 자동차 키다. 열쇠를 어디에 뒀는지 모르면 건망증이고, 그것을 보고도 무엇에 쓰는 것인지 알지 못하면 치매라고 설명한다. 배우자의 생일을 까먹으면 건망증이요, 배우자의 얼굴을 잊으면 치매다.

중년 남성들끼리는 나이 들어 아내가 예뻐 보이면 치매라며 키득거리곤 한다.

치매 비유의 압권은 돈 얘기다. 비상금 둔 곳을 못 찾아 헤매면 건망증이고, 기껏 숨겨둔 비상금을 찾아내 아내에게 건네거나 은행 계좌에서 돈 빼서 자식에게 주면 치매로 진단할 수 있다는 것이다.

인생을 길게 산다는 것은 상실의 과정이기도 하다. 인생 후반은 별의별 이별을 하고, 같이 했던 기억도 줄어든다. 결국 얼마나 오래 기억력을 유지하며 사느냐에 따라 삶의 질이 달라진다.

그래야 치매도 늦게 오고, 일상도 다채롭다. 어떻게 하면 나이 들어도 기억력을 괜찮게 할 수 있을까.

다들 나이 들면서 누군가 이름이 떠오르지 않아서 "내 기억에 문제가 생겼나?" 하며, 내심 놀란 적이 있을 것이다. 대개 정서 감정과 결합되지 않은 연예인이나 스포츠 선수 이름이니, 크게 걱정 안 해도 된다. 나이가 쉰을 넘으면 기억한 것을 다시 떠올리는 속도가 점차 느려진다. 기억으로 입력을 못 시키는 건 아니다. "나, 혹시 치매 아냐?"라고 말하는 이도 많은데, 그런 말할 정도면 아직 치매는 아니다. 치매가 생기면 이런 인식조차 없어진다.

나이 들어도 기억력을 좋게 유지하는 방법이 이 책에 다 있다. 저자가 제시하는 뇌를 젊게 하는 20가지는 뇌 성경에 가깝다. 지금 뇌의학으로 효과가 있다고 밝혀진 것을 모두 모아

났기 때문이다. 그런 면에서 이 책은 100세까지 총명한 삶으로 이끄는 네비게이션이라는 생각이 든다. 모든 것은 사라지고, 추억만이 남는다. 이 책이 그런 인생을 오래도록 다채롭게 만들 것이다.

김철중 조선일보 의학전문기자, 논설위원

치매의 벽

지은이	와다 히데키
옮긴이	허영주
감수자	김철중

1판1쇄 발행	2024년 2월 8일

책임편집	최상아
북코디	밥숟갈(최수영)
편집·교정교열	주항아·최진영
표지·본문디자인	메익미리얼.이현주
일러스트	오경태
마케팅	김낙현

발행인	최봉규
발행처	지상사(청홍)
등록번호	제2017-000075호
등록일자	2002년 8월 23일
주소	(04317) 서울특별시 용산구 효창원로64길 6(효창동) 일진빌딩 2층
전화번호	02)3453-6111 팩시밀리 02)3452-1440
홈페이지	www.jisangsa.com
이메일	c0583@naver.com

한국어판 출판권 ⓒ 지상사(청홍), 2024
ISBN 978-89-6502-324-1 (03510)